トーマス・フィッシャー
宮﨑真紀＝訳

JN098410

THE EMERGENCY
A YEAR OF HEALING AND HEARTBREAK
IN A CHICAGO ER
THOMAS FISHER

いのちの選別はどうして起こるのか

ER緊急救命室から見たアメリカ

AKISHOBO

いのちの選別はどうして起こるのか　ＥＲ緊急救命室から見たアメリカ

THE EMERGENCY

A Year of Healing and Heartbreak in a Chicago ER

Copyright © 2022 by Thomas Fisher
All rights reserved including the right of reproduction in whole or in part in any form.
This edition published by arrangement with One World,
an imprint of Random House, a division of Penguin Random House LLC
through The English Agency (Japan) Ltd.

私の患者たちへ

あなたたちの粘り強さ、美しさ、品格によって、
この世で本当に大事なものは何か、いつも思い知らされる

「適切な技術さえ知っていれば、
人の命は必ずや救うことができると信じるべきだ」

ルネ・デカルト『方法序説』（一六三七年）

序文

タナハシ・コーツ

二〇〇五年のある夜、私はかつての級友と会うため、シカゴのブロンズヴィル地区に車で向かった。"ビッグ・ナット"ことナタリー・ムーアはハワード大学時代の同級生で、私たちはともに学生新聞の発行に携わっていた。おたがい若きジャーナリストとして、近況報告や業界の情報交換をするつもりでいた。しかし、結局その晩は業界のひそひそ話はあまりしなかった。ビッグ・ナットがもう一人ゲストを連れてきていて、彼に退屈な思いをさせるわけにいかなかったからだ。そのゲストというのがトーマス・"トム"・フィッシャーだった。

トムとナットは同じサウスサイドで生まれ育った幼なじみだ。私自身はハワード大でトムと出会った。彼はときどきナットのところに遊びにきていて、三人ともうまい食べ物や酒、下世話なジョークが大好きだったこと以上に、自分のコミュニティのためになる仕事がしたいという強い信念を共有していた。ナットと私の場合、その信念はジャーナリズムに対するアプローチにおのずと表れた——私たちが語る物語にしても、スポットライトを当てる人々にしても、議論の方向性にしても。しかし、救急医療科のレジデント〔医師免許を取得したあとの臨床研修医〕を終えたばかりだったトムの場合、もっと直接的な形でその信念をまっとうすることになった。

テイクアウトの食事や酒を囲んでたがいの現状に同情し合ったり、パソコンの画面でミュージックビデオをスクロールしながら自虐ギャグを並べたりしたことを覚えている。しかし、彼女のアパートでその晩、何より印象的だったのは、外で起きた出来事だった。私が何時間か前に到着したとき、ナットのアパートメントの向かいの建物の玄関階段で若者たちがたむろしているのを見かけた。彼らも彼らでパーティーをしていた。私は車を停めて降りると、黒人同士の仲間意識を示す無言の挨拶としてうなずいてみせ、そのままアパートに向かった。数時間後、私たちの耳に銃声が届いた。かなり近かったなと三人とも思っただけで、とくに気にせず宴会を続けていたが、そのうち窓の外でパトカーのランプがちかちかしているのに気づいた。いずれにしてもそろそろ解散の時間だった。トムと私が外に出たとき、ブロンズヴィルの通りで目にしたものは、歩道に警察が張った立ち入り禁止のテープにしろ、コンクリートに横たわっていた黒人青年の遺体にしろ、われわれ二人にとっては日常の一部とさえ言えるものだったが、それでもその光景は今も頭に焼きついている。そして、そのとき私の心にどんな重圧がのしかかってきたにせよ、トムが抱え続けなければならないそれとは比べものにならないと当時からわかっていた。

それは、トムが救急救命医であり、とりわけ黒人コミュニティにとって負担が重い、この国に蔓延《まんえん》する銃犯罪という伝染病の犠牲になった人々の治療に、直接携わっていることだけが理由ではない。緊急救命室《ER》に運びこまれる犠牲者たちは、トムが〝わが家〟と呼ぶ街からやってくるのだ。彼は黒人コミュニティ全体のために働いているが、それだけでなく、まさに彼の両親が居を構え、自分が生まれ育ったシカゴのサウスサイドのために日夜尽力している。つまりすぐ隣に住む人々の命を救い、体を治療しているのである。トムは医師として、あの晩私たちが目にしたたぐいの暴力と日々闘うことで精神をすり減らし、しかし同時に、なぜそういう暴力事件が、アメリカの富裕層が住む〝ゴールドコースト〟ではめったに起きないのに、貧民層が暮らす〝サウスサイド〟のような場所でばかり猛威を振るうのか、その理由を突きとめなければ、という切迫感にも駆られている。本書『いのちの選別はどうして起こるのか　ER緊急救命室から見たアメリカ』は、彼のその二種類の労苦に満ち満ちている。つまり、パンデミックのさなかに患者の治療に医師として全力を注ぎこむその仕事ぶり、そして、街から人々を病院に運びこむ巨大システムの根本を理解しようとする努力の二種類である。

彼がたどり着く答えは心安らぐものではない。アフリカ系アメリカ人は、どんな社会経済指標においても、文字どおり最下位にランクされる。医療も例外ではない。これについて説明しようとすると、個人の行動にばかり注目が集まる傾向がある。新型コロナウイルスが蔓延するなか、黒人の死亡率の驚異的な高さについて、米公衆衛生局長官ジェローム・アダムズは、黒人コミュニティはもっと「向上心を持」ち、「アルコールや煙草、ドラッグを避ける」べきだと断じた。「それがあなたのビッグ・ママのため、あなたの大事なパパのためになる」黒人の酒や煙草、ドラッグの消費量がほかの人種より多いなんていうデータはどこにもない（むしろ、ほかよりかなり少ないことを示すデータさえある）。だが問題はデータではなく、安心感なのだ。そして、アメリカ史上最悪のパンデミックの影響がこれほどアンバランスなのは、黒人の行動にモラルが欠けているからだ、と考えたほうが単純に気が休まる。

しかし、今しもパワーバランス研究者たちのあいだに共通して広がりつつある不穏な意見に、本書も賛同している。つまり、アメリカの持てる者と持たざる者のあいだの巨大な亀裂は、短絡的に行動の誤りに原因を求めていてはとても説明がつかない、というのだ。アイラ・カッツネルソン、ベリル・サッター、リチャード・ロスタインの研究は、このあまりにも大きな経済格差は、残念な消費習慣の問題ではなく、国政の失敗のせいだということを明らかにしている。イヴ・ユーイングはシカゴの学校を調査し、黒人コミュニティにおける〝学校改革〟が最終的に国家の最後の砦《とりで》を破壊し、法執行機関を不足させたことを示した。デヴァー・パガーは雇用と前科の関係を研究し、雇用者が犯罪歴のない黒人を犯罪歴のある白人と同列に扱っている事実を明らかにした。そのうえこの研究者は、持てる者と持たざる者は寄生関係にあると指摘した。歴史学者のエドムンド・モーガンは、アメリカの奴隷制度を非難しただけでなく、アメリカにおける自由の概念がいまだにそこに根ざしていることを示した。

本書の出発点もその伝統にある。これを読めば、医療格差はけっして偶然生まれたものではなく、白人至上主義とアメリカ資本主義の必然的な産物だということがはっきりわかる。しかし、資料やインタビューから物語やパワー・ダイナミクスを苦労して組み立てなければならないジャーナリストや社会学者、歴史学者とは異なり、トムは現場ですべてを目撃している。さまざまな立場を利用して、最前列でメカニズムをしかと観察してきたのだ――医療現場で働く医師として、それを研究する公衆衛生学者として、医療政策を考えるホワイトハウス・フェローとして、その医療政策の実施を試みる企業の経営者として。サウスサイドで自身が勤務するERでは患者の待ち時間がとても長く、それが彼らの命を奪い、悲惨な状況を拡大させているが、数マイル先にあるよその病院とはその点で目に見えて大きな差がある。だがじつはみずからのERの惨状は、別のERの満足感とけっして無関係ではないと考えるようになる。表向きは、貧しい黒人患者に手を差し伸べようとしている病院の中でさえ、冷酷な資本主義によって、事実上のジム・クロウ法〔黒人の公共施設利用を制限、禁止したかつての南部諸州の制度〕的医療システムが否応なく導入され始める始末なのだ。

このことを示すために、トムは権力者たちがしばしば隠そうとする要因を暴く。国家の存在である。企業やその株主たちは、彼らが成功したのは市場原理の結果であるかのように表現する。しかし本書は、企業がどれだけ国の助成を受けているか、白日《はくじつ》の下《もと》にさらす。公的機関の資金援助で研修を受ける医師、政府の補助金でおこなわれる研究、国の保険制度に加入した患者。そして、そうした医療の公的補助があっても、所属階級によって受ける恩恵が違う。トムが大切に思っているサウスサイドの住人たちも、表向きはアメリカの社会契約に加わっている。つまり社会の要請に従い、かわりに恩恵を得るのである。しかし問題は、要請に応えている割に恩恵が少ないことだ。医療制度を税金などで支える社会の一員でありながら、正当な見返りを得ていないのだ。

　この本は、そういういい加減な医療システムの影響を、露骨なほど詳しく描写する。ありとあらゆる場所に苦痛があふれ、医師の目を通して眺めると、黒人はそれ以外の人々より短命であるだけでなく、肉体の痛みに苦しめられている。それはただの病気や怪我の痛みではなく、人種差別という厳しい現実が絡み合った痛みなのだ。「君の体には、サウスサイドの多くの体と同じように、ノースサイドに住む人々よりずっと早くから、疾病や怪我が蓄積されていく」トムはある患者への手紙にそう書いている。「そして、ノースサイドの人々と比べ、治癒して元の健康体を取り戻すことができない場合が多い」

　著者は最初から最後まで、目にも留まらぬ速さで患者から患者へと渡り歩き、治療にベストを尽くそうとする。そう、治癒力こそ「われわれの最も大事な資質」なのだ。でも、いつも一歩及ばない。そもそも医師でさえ、システムを司《つかさど》るのではなく、その中の歯車の一つにすぎないからだ。そして、本書のクライマックスでは、システムはトムの隣人たちだけでなく、自身の家族にさえ食指を伸ばす。

　本書は、パンデミックさなかのERの一年を描いているのみならず、複雑な医療システム全体、そしてそれを捻じ曲げる分配の不平等について果敢に検証する。思い出してほしいのは、新型コロナウイルスの流行が始まったばかりの頃、ウイルスには〝肌の色は無関係〟と言われていたことだ。たぶん、本物の危機にあっては、人間誰もが共有する弱さを克服するため、誰もが立場を超えて力を合わせることになる、そう信じたかったのだろう。しかし、それから二年が経過した今、黒人とラテン系の人々はこのパンデミックのあいだに平均寿命が三年も短くなった。これは白人の三倍に当たる。あの時点で予想してしかるべきだったのだ。そして今こそ、利口になるべきだ。

『いのちの選別はどうして起こるのか』は、銃暴力の蔓延にしろ、新型コロナウイルスの流行にしろ、そのとき人々が背負う負担はけっして平等ではない理由をまざまざと教えてくれる。

いのちの選別はどうして起こるのか　もくじ

＊本文中の〔　〕は訳者による注

1 二〇二〇年二月

この病院の緊急救命室《ER》にもいずれウイルスが現れると覚悟はしていたものの、いざそのときが来ると、現場はやはり重苦しい空気に包まれた。マスクを着けていない看護師たちが険しい顔で声をひそめ、神経質そうな笑い声をあげるなか、患者は四一号室に運びこまれた。エボラウイルスを封じこめるべく、二〇一五年に用意された陰圧室である。陰圧室は気圧が低く保たれているため、室内の空気で外部が汚染されずに済み、また病室の壁には窓がありマイクも設置されていて、安全な室外にいながらにして患者とコミュニケーションが取れるようになっている。ERの共有スペースと陰圧室のあいだにある前室に入るまえ、私は黄色い医療用ガウンと、アヒルの嘴《くちばし》のような形状のN95マスクを着け、使い捨てのプラスチック製ゴーグルを眼鏡の上から装着した。そして同様の防護具で身を固めた看護師のフレッドとともに、安全なボート上から暗い深淵へ飛びこんだ。

私がこの大怪物《リヴァイアサン》に初めて遭遇したのは、今から二か月足らず前の大晦日のことだ。二〇一九年一二月三一日の朝にフランス通信社が投稿した〈中国政府、SARSとの関連が疑われる非定型肺炎の発生を調査〉というツイートだった。当時、私はアジア地域の養豚の三分の一を殺処分に追いこんだインフルエンザのヒトへの感染事例に関する外国メディアの報道を追っていた。だがこれは豚インフルエンザではなかった。急速に広がる致死率の高い感染症は、救急医療に携わるすべての人間にとって脅威である。高熱と異常な発疹に慌てふためいた旅行者がERに飛びこんでくる日を私たちは恐れている。何が起きているのか突きとめるまでのあいだに、治療に当たろうとする医師や看護師全員が感染してしまうだろう。そういう悪夢を恐れ、私は地球上のどこかで致死性ウイルスや出血熱の大流行《アウトブレイク》が発生してはいないかと目を光らせていたのだが、これまでは幸い、空振りばかりだった。

二〇〇一年、炭疽《たんそ》菌《きん》胞子入りの郵便物が政治家やジャーナリストに送りつけられたとき、当院の待合室は〝白い粉〟にさらされたのではないかと危惧する健康な患者であふれ返った。その一三年後にエボラ出血熱が世界を席捲《せっけん》したときは、目や鼻から出血する発熱患者を想定して、頭から爪先まで覆う防護具の着脱訓練をした。そして現在、この謎の肺炎が何十例、何百例と増えていくにつれて、私の好奇心は別のものへと変化した——恐怖だ。二〇二〇年一月八日付『ニューヨーク・タイムズ』紙のグローバル・ヘルス面の片隅に掲載された記事を、私はこんな警告とともに友人たちに転送した。〈これがパンデミックの前触れかどうかは、次のパンデミックが起きたときにはっきりするだろう〉

私が救急救命医として勤務する、サウスサイドにあるシカゴ大学医療センターに、症状を示す最初の患者が現れたのは、一月が過ぎ、二月も終わろうかというときだった。その頃にはコロナウイルスはCOVID《コビッド》-19（新型コロナウイルス）と命名され、すべての大陸で感染者が出ていた。そして二月下旬、ついに発熱症状があるテリーという名の旅行者が当院に現れ、激しく咳《せき》をしながらこんな話をした。シアトル行きの機内で客室乗務員が彼女の顔の前で咳をした。シアトルではすでにコロナウイルスの市中感染が広がり、街じゅうの集中治療室《ICU》が感染者であふれ返るなか、中年のビジネスウーマンであるテリーは会議で人々と握手を交わし、クライアントと食事をした。帰りの飛行機で発熱し、空咳が出た。〝シカゴで一番いい病院〟でググったあと、ミッドウェイ国際空港から当院の救急医療科に直接タクシーで乗りつけたという。

テリーは青いサージカルマスクの奥で咳をしつつも、私とフレッドに元気よく挨拶した。透析装置と人工呼吸器が入るように設計された広い四一号室で簡易ベッドになかばもたれかかり、真っ赤な顔で汗をかいているテリーはやけに小さく見えた。彼女は体の痛みと吐き気を訴えていたので、感染症科の医師に電話でウイルス検査と胸部CTをオーダーし、病状の確認が取れるまで患者を隔離するために入院の手配をした。

解熱鎮痛剤のタイレノールが効かないほどの発熱にもかかわらず、テリーのバイタルサインは安定していた。病室の閉ざされた二重扉越しに彼女の咳が聞こえ、そのたびに私は肩がこわばるのを感じた。病院スタッフは毎年、感染対策についての確認テストをおこなっているが、それでも四一号室という暗い深淵からERに戻ったとき、フレッドは防護具を脱ぐのを忘れた。また、採取した血液を検査室に運ぶあいだ隔離室のドアを開けっぱなしにしていたせいで、けたたましい音で警報が鳴り響いた。フレッドは汗をかき、びくびくしながら、ミスについて何度も詫びた。私は、大丈夫だからと返したが、そうした社交辞令に何の意味もないことはおたがいわかっていた。われわれが謝罪しようが許そうが、ウイルスは気にしない。未知の疾病を診断し治療を進めながら、みずからの肺と粘膜を守るには、警戒心とスタミナが必要不可欠となるだろう。

一週間後、国を横断して猛威をふるうこの怪物のせいで、社会が崩壊し始めていることに、人々は気づいた。感染が拡大するにつれ、企業は営業時間を短縮し、やがて完全に休業して、従業員を解雇した。三月九日、株価が大暴落した。死者は一人、一〇人、一〇〇人と増えていった。私は、バスケットボールの大学ナンバーワンを決める大会〝三月の熱狂《マーチ・マッドネス》〟を友人たちと観戦しにいくラスベガス旅行をキャンセルした。この国の後退はここから加速した。リーグ所属選手の一人に陽性反応が出たことでＮＢＡがシーズンの中断を決め、その後すべてのスポーツでシーズンが中止になった。昨年秋におこなわれた教員組合によるストライキのあと、その年の授業期間の延長を求めて手を尽くしてきたシカゴ市内の公立学校だったが、すぐに無期限で生徒たちを自宅待機とした。聖パトリック・デーの祝日に酒を飲み、たがいにしなだれかかって、呂律のまわらない舌で騒いでいた若者たちが感染を拡大させたことを受け、イリノイ州知事はバーやレストランに閉鎖を指示し、さらに不要不急の移動も禁止した。その頃にはもう、世界経済も文化も日常生活もコロナウイルスの魔の手に落ちていた。シアトルの老人ホームでは入居者が一掃され、イタリアでは冷蔵トラックが遺体でいっぱいになり、ニューヨークの医師仲間は疲れ果て――そして感染した。

　全国の友人たちが私に助言を求めてきた。子供はいつから学校を休ませればいいか。計画していたジャマイカ旅行に行ってもいいだろうか。どちらも私が決められることではないが、現在の感染状況とリスクに関する私見だけは伝えた。フェイスブックやホワイトハウスから発信された誤情報についてはその場で指摘し、このウイルスはすぐには消滅しないし、この情報はデマではないと告げた。死者はどれだけ出ると思うかと尋ねられるたび、米国の死者は数百万人にのぼるという予想モデルのデータを知らせずにおくことも考えた。そうすればみな安心するだろうが、重要な情報を隠せば、大切な人たちの生命を救う重大な決断を遅らせることになる。それでも、デンバー市の人口に匹敵する数が数か月のうちに死ぬかもしれないという言葉は、喉《のど》につかえてなかなか出てこなかった。ときにはそこで電話を切ってしまうこともあった。

　そうこうするうちに、疫病は別の方向から私に迫ってきた。三月二三日におじが発症し、その三日後に集中治療室に送られたのだ。私が子供の頃、タイガースの試合に連れていってくれたり、自転車で一緒に遊んでくれたりしたのが、このロバートおじさんだった。デトロイト公立学校の教師を定年退職したあと、持病が悪化して介護施設に入所したが、結局、施設はおじを守ることはできなかった。高齢者、受刑者、風通しの悪い宿泊所に押しこまれた出稼ぎ労働者、社会が人目に触れさせたくないと思っている人々、つまり施設に入れられるか、社会から見捨てられるかした、そんな何百万人のものアメリカ人にウイルスは次々に襲いかかったが、おじの体にも容赦がなかった。幸運なことに、おじはＩＣＵで数日間苦しんだあと回復した。そしてウイルスはサウスサイドにもやってきた。

ＣＯＶＩＤはサウスサイドに住む多世代居住家庭をなぎ倒した。サウスサイドは、在宅勤務が可能なホワイトカラーの職業に就けないような人たちが多く住む地域だ。万が一のときに頼れるセーフティネットも綻《ほころ》びだらけだから、飢えたくなければ体を危険にさらして働きに出るしかない。そして仕事から帰れば、同居している高齢の家族を感染の危険にさらすことになる。その惨状はまさに「アメリカが風邪を引くと黒人は肺炎になる」という言い古された言葉を地で行くものだった。

一月の時点でさえ、大流行は避けられないだろうと私は考えていた。どれだけ備えたとしても、コロナ禍が去る前に自分も感染すると思っていた。すでに世界じゅうで多くの医師が亡くなっている。みな肺が硬くなって水が溜まり、防護具で誰が誰か見分けがつかなくなった仲間の医師がその治療に当たっていた。この怪物について世界に警鐘を鳴らした中国・武漢の三四歳の医師、李《り》文亮《ぶんりょう》も最初に亡くなった医師の一人だ。私と同年代で、同じようにパンデミックに立ち向かい、その後感染して亡くなった。李医師の死を知ったとき、なぜか私は一九九九年に殺されたロバート・ラスのことを思い出していた。事件のことなどもう何年も考えたことすらなかったのに、だ。ラスは私と同年輩で、ノースウェスタン大学の卒業を間近に控えていたときに、車両停止を命じたシカゴ警察の警官に射殺された。ラスとは面識はなく、新聞記事で読んだだけだ。今、李医師の訃報を読んでいるように。それでもラスの記事を読んだときは、自分との類似点に気づいてぞっとした。当時、ラスも私も大学に通う黒人男性で、私も同じシカゴ警察から何度も車両停止命令を受けたことがあった。ラスも李も何の罪もないのに、致命的な厄災の犠牲になってしまった。そして私は彼らとアイデンティティの一部が共通する。一九九九年当時と同じように、私は今、死の恐怖と不公平な社会への怒りとまだ先の話だと安心したい気持ちのはざまで、バランスを探っていた。

感染した場合、どこまで重症化するかということだけが心配だったが、一つ確かなのは、ひとたび感染者になったら、家族や患者、愛する女性に病気をうつすリスクは冒せないということだ。だから恐怖と隣り合わせのこの先数か月は、ほとんど一人で過ごすことになるだろう。これまでの人生でいちばんストレスが多くなりそうな期間に人と触れ合えないなんてつらすぎると思ったが、そうしないと私にとって何より大切な人たちを感染させてしまう。

商店の棚からトイレットペーパーが消え、店がシャッターを下ろし始めた三月下旬、家族のグループメッセージはいくつもの予定で騒がしくなった。控えめにお祝いした姪《めい》の一歳の誕生日パーティーで、私は、みんなを感染から守るためにこれからしばらく会えなくなると家族に伝えた。原色のヘリウム風船を天井いっぱいに浮かべた誕生日パーティーは、私のその宣言で送別会になってしまった。その後、医師仲間のグループチャットも、より性能のいい防護具の確保をめぐって不安げなメッセージが飛び交うようになった。病院側としても、感染した医師をカバーするスケジュール調整や、家に帰れないスタッフのための代替住宅の用意など、対策に追われた。私も身のまわりの準備をした——住宅ローンを自動引き落としに変更し、冷凍庫を食品でいっぱいにして、半年どこかへ出かけられるくらいの現金を引き出した。そして遺言書の内容も書き換えた。

2　二〇二〇年三月

　ゴスペルソングを聴きながら出勤前の準備をする。私は不可知論者だが、それでも今日は希望、犠牲的行為、共同体というゴスペルのテーマが慰めになる。ゴスペルは表現力豊かな音楽であると同時に、心の解放、神への供物、嘆願だ。暗黒の時代に黒人たちが生み出した希望である。最高潮に達したコーラスに鳥肌を立てつつ、私は汚染区域内《ホットゾーン》での初めての夜間勤務に向けて予備のN95マスクをなんとか手に入れ、ゴーグルの曇りを拭い、IDカードを探し出す。妙にアドレナリンが体を駆けめぐるのを感じる。この日のために今日まで経験を積んできたんじゃないか、勇気を出せ。でも本当は、今すぐ全速力で逃げ出したかった。

　仕事に向かう医師は、迫りくる死の予感には慣れている。だが普通それはおのれの死ではない。自分の仕事をしているだけの医者がヒーロー扱いされることがままあるが、おかしな話だ。命をかけて闘っているのは患者のほうなのだから。目に見えない境界線が私と患者を分けている。それは階級であったり、学歴、人種、性別、年齢、権力であったりするが、最も明確なラインは、一方が病んでいて、もう一方は病んでいないということだ。だがコロナウイルスはその区別を曖味にする。それは強い感染力で医師と患者を隔てる境界線を破壊してしまい、治療という行為に、自分もかかるかもしれない、いや、死ぬ恐れさえある、という恐怖が突如として伴うようになったのだ。しかし、たとえそんな新たな脅威があろうとも、私の責務や医師の誓いは変わらない。患者を救って自分が死ぬなら、それも本望じゃないか。くり返し自分にそう言い聞かせる。

だが、潜在意識はそこまで余裕がなかったようだ。昨夜は夜中の二時に目が覚めた。頻脈を起こし、神経が張りつめて、こんな調子で、果たして病に冒され死にかけている患者でいっぱいの救急医療科に足を踏み入れることができるのだろうかと思った。眠ったら眠ったで、限られた時間と乏しい医療資源のなか、誰を生かし、誰を見殺しにするか決断を迫られるという悪夢を見た。そうした夢の中では私は医師ではなく、裁判官であり死刑執行人だった。父と母がコロナに冒され、この手で救えないまま一人ぼっちで死んでしまったらと思うと、パニックに駆られてベッドの上で七転八倒した。それでも太陽は昇って、六時半には時計のアラームが鳴り、私はコーヒーを淹れた。

ウイルスがすべてを変えてしまった。どんな服装で、どうやって病院へ行き、いつ食事をとるか。安全を確保するために治療の手順も一から見直さなければならない。私は親の車を借りて病院へ向かう。今や相乗り《ライドシェア》通勤は危険すぎるからだ。いつもならどのスクラブ〔半袖・Vネックの医療用ユニフォーム〕を着て出勤するかは自分で決める。だが今日はどれにするか迷う必要はない。人を介して持ちこまれるウイルスを減らすために、病院に着いたらすぐに病院支給の青いスクラブに着替え、勤務を終えたら再び私服を着るからだ。シャワーを浴びて着替えたら水と軽食を鞄《かばん》に詰めて、家まで二〇分の車内でかぶりつく。八時間の勤務中にマスクを外して飲食する気にはなれない。帰宅したら、玄関前の外廊下で服を脱ぎ、裸で部屋に入って、病院のスクラブを洗濯機に放りこみ、もう一度シャワーを浴びる。隣人のジョセフやダイアンに裸を見られませんようにと祈るが、ご近所さんが玄関先でぐずぐずしていることは、もうめったにない。出かけるまえに浴室に清潔なタオルを用意し、ドアは開けたままにしておく。これでシャワーに向かう際にドアノブに手を触れずに済む。中東での戦闘を経験した友人からは、ERに入ってしまえばかえって落ち着くから安心しろと言われた。これまでの訓練のおかげで目の前の状況に集中できる、と。だが今は初めてのことばかりで、すべてが難しく思える。

本日の天気は曇り。〝風の街シカゴ〟の呼び名にふさわしい突風が吹いている。南へ向かう道はびっくりするほど混んでいる。ロックダウンが始まってほぼ一か月が経ち、てっきり道は空いているものと思っていた。ところが普段のラッシュ時と変わらないくらい交通量が多く、運転も乱暴だ。私はオールドスクール・ヒップホップ専門チャンネルのWBMX（FM104・3）を選び、ア・トライブ・コールド・クエストの『ボニータ・アップルバム』に合わせて首を振る。道が空いた。アクセルを踏みこみ、その加速にわくわくしながらダン・ライアン高速道路を走り抜け、ひとけのない駅のホームや空っぽのスタジアムの横を通り過ぎる。ガーフィールド大通りの出口で高速を下り、交差点に近づいていく私を出迎えたのは、あれこれ改造された、一九九二年モデルの染み一つないゴールドのクーペ・ドゥビルと、路上で物乞いする人々だ。片脚を切断した男性が車椅子で通りを渡り、ブロックの少し先では白髪まじりの髭《ひげ》を生やした小柄な男が靴下を売っている。サウスサイドの通りを抜けながら、女性を一人も見かけないことに気づく。外にいるのは黒人男性だけで、立ち話をする人の姿もない。ガーフィールド大通りを進み、閑散としたワシントン・パークを抜けていくと、芝生が緑に染まり始めていた。じきに木々も芽吹き、紫色の花々が芝生に豊穣の徴とされる妖精の輪《フェアリー・リング》を描くだろう。この芝生の上で発砲されて、当院に搬送されてくる外傷患者も多いとはいえ。公園のまだ葉のない木々の向こうに〈シカゴ大学医療センター〉の看板が見え、シフトの三〇分前に病院に到着する。救急外来入口に近い路上に車を停め、保護ゴーグルとマスクを装着してから病院に入る。呼吸するたびゴーグルが曇る。

ERはがらんとしている。警備員たちが会釈しながら「調子はどうです、先生?」と声をかけてくれるが、サージカルマスクとゴーグルで誰が誰だかわからない。彼ら以外に待合室にいるのは、入室前に一人ひとりの体温を確認する看護師だけだ。咳やうめき声、話し声がまじったいつもの不協和音のかわりに、静寂がたちこめている。空っぽの椅子、やかましく鳴り響くテレビ、まるで私が到着する直前に待合室内の全員が緊急避難してしまったかのようだ。いつもなら車椅子の患者たちが背中を丸めて待っている場所にも誰もいないし、快適さより掃除のしやすさを考慮してデザインされたプラスチック製の椅子に座る者もいない。IDカードをスキャンして治療エリアに入ると右に曲がり、職員用通路の先にあるスクラブ供給機からLサイズのそれを数枚取ってロッカールームへ向かう。いつもはシフト開始二分前に病院に着き、ロッカーに私物を放りこんでただちに仕事に取りかかるが、今日はもっと手順を踏む必要がある。トイレのドアを閉め、家から着てきたスクラブを脱いで病院支給のパリッとしたスクラブに着替えようとしたところで、脱いだ服を置く場所がないことに気がつく。男女共用のロッカールームには着替えをするプライバシーがなく、トイレなら人目を気にせずにすむと思ったのだが、今度は物を置く棚やカウンターがない。あるのは汚れた床だけだ。これは計画を練り直さなくては。

　パンデミックが始まってから立体駐車場を利用して新たに作られた発熱外来が、今日の担当だ。新しい化粧ボードとペンキの匂いがマスクをしていても染みこんでくる。駐車場は風邪のような症状がある患者のための待合室と治療室に変貌を遂げていた。中に入るには階段を上がり、〈これより先、防護具着用のこと〉と書かれた新しい警告標識の下を通過しなければならない。間に合わせのホットゾーンというわけだ。ヘアキャップをかぶり、ゴーグルをして、マスクで顔を覆う。鼓動が速くなったが、他のみんなは落ち着いているように見えた。まるでごく普通の一日であるかのように。「あら、フィッシャー先生！」個人用防護具《PPE》で全身を覆った二名の看護師が弾んだ声で私を迎える。ＰＰＥのせいで見分けがつかないが、向こうはどうして私だとわかったんだろう？　「やあ、みんな！」私も負けじと元気な声を返す。待合室は患者でいっぱいで、みなきっかり六フィート（約一・八メートル）の間隔を空けてスタッキングチェアに座っている。誰もが服をたっぷり着こみ、鼻をすすったり咳をしたりしている。この人たちは怪物じゃない。新型コロナウイルスに感染したからといって角や蹄《ひづめ》が生えてくるわけじゃない。彼らは何も変わっていない。自分たちを殺そうとする新たな脅威に直面している黒人でしかないのだ。

私の患者はシカゴ市の南側、サウスサイド地区に住む黒人たちで、祖父母の代に南部の迫害から逃れ、職を求めてこの地に移り住んだ。サウスサイドはマヘリア・ジャクソン〔一九一一年－七二年。アフリカ系アメリカ人のゴスペル歌手。〝ゴスペルの女王〟とも呼ばれる〕の歌声を形作り、外科医ダニエル・ヘイル・ウィリアムの正確無比な治療技術を磨き、バラク・オバマを大統領にした街でもある。私の患者たちの労働力と団結力、創造力がこの国を築いた。そして彼らが受けた苦難や搾取、死も、この国の歴史に織りこまれている。黒人たちが居住するこうしたコミュニティは、ほかと分離されることで価値を下げられ、〝犯罪多発地域〟や〝食の砂漠《フードデザート》〔劣悪な生活環境の中で健康的な食生活の維持が困難となった地域を指す〕〟と呼ばれることも多い。こうした状況に対処しようとする努力は、政党への忠誠心や献金、ヒエラルキーに従って、住む場所や利権を配分する悪名高きシカゴの〝集票組織《ポリティカル・マシン》〟によって、何度となく挫《くじ》かれてきた。ホワイトカラーの人々が在宅勤務に移行してからも、外に働きに出るしかないサウスサイダーたちは、熱を出し、咳をしながら治療を待つ列に並んでいる。私が恐れていたように、このウイルスは黒人たちのあいだに広まっていた。

指導医である私は、救急医療科の患者一人ひとりの治療を監督する。救急医療科の指導医なら全国そうだろうが、私もすべての決定に関与するわけではないとはいえ、患者一人ひとりを対面で診察し、診断と治療計画と結果に最終的な責任を負う。実際に治療をおこなうのは研修医《レジデント》たちだ。すべての症例について話し合ったあと、私のサポートとフィードバックを受けながら患者の蘇生を試み、薬を処方する。臨床実習を重ねるにつれ、レジデントの自主性も高まっていき、カルテを書き、採血や投薬、心電図やバイタルサインの測定などを看護師や救急医療技師〔アメリカの救急医療の現場で、医師や看護師を補助する職種〕に直接指示できるようになる。看護師と救急医療技師は、どの医師よりも多くの時間を患者と過ごす。このチームの誰か一人でも調子を崩せば、振り付け全体のバランスが崩れてしまう。ただし、すべてが思うように流れているとき、そのダンスは狂乱の美とも言うべき様相を呈する。

シフト開始から一時間もしないうちに、負傷者が複数いる銃撃事件が発生し、三名が搬送されてくるとの一報が入る。そのトラウマコード〔重傷外傷患者への迅速な対応を目的としたシステムで、各部門に一斉コールが流れる〕を聞くと、私はホットゾーンを離れて急いでERに戻り、ブルーの使い捨てガウンを着け、IDカードをスキャンして救急車エリアの扉を解錠する。三八号救急車から最初の負傷者がストレッチャーで運び出されるところになんとか間に合う。私は防護ゴーグル越しに長いドレッドヘアの若い男性を見る。男性の半開きの目は焦点が合っていない。頭がだらりと横に倒れ、彼の首に指を当てていた救急隊員が「脈拍消失！」と叫ぶ。私は少し離れたところで待機している。これは私の患者ではないが、人手が必要な場合に備えて、何一つ見逃さないようにする。救急隊員、ストレッチャー、一〇名のスタッフから成る外傷チームが、患者を蘇生させるべく四一号室へ走る。病室ではすでに気道チームが待機していて、私は邪魔にならないよう脇へよける。外科医や看護師、救急医療技師が、手術用トレーや血液バッグ、さまざまな医療機器を持って足早に病室を出入りし、この若者を生き返らせようと懸命の処置をする。

救急車エリアに戻る。次は私の患者だ。三〇代とのことだが五〇代にも見える女性で、片脚から出血している。バイタルは安定しているので、詳細な診察をおこなうために外傷室へ案内する。喫煙者特有のどす黒い唇。両サイドの髪をきつく編みこんだブレイドヘアにしているせいで、ところどころ禿《は》げている。スツールに腰かけた女性のジーンズは血まみれで、左の脛《すね》に銃創がある。左脚はおかしな角度に曲がっていたが、触れると温かく、脈が感じられる。彼女の詳しい診察を始める前に、たった今、六〇代の年配男性が外傷室に運びこまれたとの連絡が入る。道路を横断中に車にはねられたらしい。だぶだぶのジーンズと作業着のようなネルシャツの上にダウンコートを羽織っているその黒人男性は、スペイン語で悪態をつきながら、どこがどう痛むか説明しようとしている。看護師がそれを、とにかくわかるところだけ通訳する。どうやら痛むのは腰のようだった。スタッフの半数は四一号室の患者の蘇生術にかかりきりのため、外傷室にいる指導医は私だけだ。つまりこの二名の患者のあいだを行き来しなければならない。

私が女性患者に集中し、彼女の脚をじっくり観察するあいだ、隣のベッドでは救急医療技師が年配男性の衣服をハサミで切り裂き、外傷科レジデントが〝一次評価〟の診察に取りかかり、救急救命科レジデントは患者の気道に問題が生じた場合に備えてベッドの頭側で待機している。同時に看護師が点滴を開始し、別の看護師が患者の血圧を測り、三人目の看護師はコンピューターの前に立って、治療の様子を記録する。薬剤師は、どんな緊急事態にも対処できるように準備された赤い収納ボックスの中から鎮痛剤や緊急蘇生薬、鎮静剤、麻酔薬を準備する。二名の技師は目にも留まらぬ速さで女性患者の衣服を切り裂き、暖かい毛布を体にかけてやってから、モニターのリード電極を貼りつけ、傷口に当てるガーゼを探す。その間も私は診察を続ける。女性の銃創は一か所で、脛骨《けいこつ》が砕け、腓骨《ひこつ》が折れていることがわかる。粉々に砕けた骨の再建手術を二十四時間以内におこなう必要はあるが、それ以外に負傷箇所はない。

隣のベッドに目を向けると、年配男性のほうはもっと深刻な状態だとわかる。衣服を剝《は》いでみると、右脚は膝から下がもともと切断されおり、腰付近の痛みの原因は左脚にあるようだ。患者は呼吸がしづらく、胸の痛みも訴えている。バイタルサインを測定してから点滴を開始する。採血後に鎮痛剤のフェンタニルを投与し、内臓に損傷がないか確認するためCT検査に送る。そのあいだに女性患者を外傷エリアから移送してERのベッドを空ける。

ひどく切迫した状況にあるときや、最重症の患者の処置に当たるとき、私は脳のスイッチを切る。そして長年の経験と訓練に裏付けられたアルゴリズムに頼って、複雑なシナリオを簡素なステップに変える。でも、新型コロナウイルスという新しい曲が持ちこまれた今、それに合うようにいつもの振り付けを変えていくしかない。状況を一つひとつ熟慮しながら、次にどこへどんなふうに足を踏み出すか、落ち着いて決める。チームの安全を確保し、個人防護具が完全かどうかつねに注意を払う必要があり、いつもは考えなくてもいいことまで考えなければならない。普段は不安が入りこむ余地などないのに、今は新しい手順でミスをしないか、時間がかかりすぎてはいないか、不安でたまらない。

今のところチームは外傷エリアの振り付けどおりに、考えるより先に体が自然に動いている。それでも個人防護具の使用と身体的距離に関する新しいガイドラインのせいで、その動きにわずかな遅れが生じている。まるで左手で歯を磨いているようで、なんとももどかしい。

変化はあらゆるところにある。以前はストレス発散と水分補給を兼ねて、シフト中に何かちょっとつまんだり飲んだりしていたが、それも今はできなくなった。飲食するにはマスクをはずし、手洗いをして、人との距離を六フィート（約一・八メートル）空けられる非臨床エリアを探さないとならない。場所が見つかったら、次に食べ物や飲み物が安全かどうか確かめ、食べ終えたあとに装着するPPEも用意する。正直、疲れる。とはいえ脱水症状になるのも厄介だ。

外傷エリアが一段落すると、私は新型コロナウイルス治療エリアに戻る。たがいのマスク越しに仲間の顔を見ようとするが、いつものように診察の合間に看護師や技師と冗談を言い合っても、すべてが濃い霧の向こうの出来事のように感じられる。この異質な環境に、警戒感が静かに疼《うず》く。マスクの奥の顔に目を凝らし、誰が誰かわかったところで、通常のスタッフの半数がいないことに気づく。レジデントも普段より少ない。いつもなら笑顔で迎えてくれる受付スタッフもいない。呼吸療法士や各科専門医の姿も見えない。基幹要員の数が少ない理由は考えなくてもわかる。感染機会を減らせば、感染する職員の数も減るからだ。また、この病院の医師のほとんどが、感染の可能性が最も高い、コントロールがうまく利いていない救急医療科に来ることに不安を感じているとも聞いている。それも当然だ。

しかし私に言わせれば、ERにいるほうが街なかにいるより安心できる。ERにいるあいだは管理できていると思えるが、病院の外の現実世界に戻れば、最新のニュースやメールを見るたびに足元ががらがらと崩れていくような気分になる。ここでのリスクは患者がいる病室内と防護具を脱ぐときだけに限られている。ところがスーパーマーケットでは誰一人マスクをしていないし、誰かが咳をするたびに爆弾が破裂するようなものなのだ。

次は喘息《ぜんそく》の女性患者で、熱や鼻水や咳といったCOVIDの症状は出ていない。年齢は二八歳ぐらい、ひどく痩《や》せて、ワインカラーのレザージャケットを着ている。ブロンドに染めた髪は、呼吸がしづらくなった数日前から手入れしていないように見える。私はドアの近くに立ち、いつもなら聴診器を持っているはずの手を意味もなく動かしながら、マスク越しでも聞こえるようにあえて大声で話す。

「どんな具合ですか?」

声が出せないらしく、彼女はただ親指を下に向ける。両手を膝に置き、呼吸のたびに全身の筋肉が緊張と弛緩をくり返している。平時であれば、息苦しさ以外にこれといって問題のないこの若い女性には、プレドニゾロン錠と吸入アルブテロールを投与し、数時間様子を見て、症状が落ち着いたところで家に帰していただろう。だが現在、吸入アルブテロールの使用は禁止されている。コロナウイルスをエアゾル化し、周囲の人間すべてを危険にさらすからだ。かわりに自宅で使えるアルブテロール吸入器を提供しているが、変更後一週間にしてすでに吸入器不足に陥っている。不足を補うため、使用後は毎回洗浄し、複数の患者に使いまわしている。洗浄したからといってコロナ未感染の喘息患者にウイルスが広がらない保証はないため、コロナに感染した喘息患者用の吸入器も確保している。コロナの症状が出ていない喘息患者に対する治療は、一九七〇年当時の治療法に逆戻りしていた。テルブタリン吸入にテオフィリン錠、エピネフリン注射。どれも強い副作用のある厄介な薬で、私もレジデントも使用の経験はない。だが薬はよく効き、私たちもすぐにそれを受け入れた。私はこの女性患者にエピネフリン注射、プレドニゾロン錠、テオフィリン錠を処方し、次に進む。

自分のデスクでコンピューターにカルテを入力していると、髪をコーンロウにした長身の警備員がやってくる。マスクとゴーグルで顔はわからない。彼は、脚を撃たれた女性――名前はジャネットと判明――の家族が待合室に来ていると言う。私はゴーグルをつけ、IDカードが見える位置にあることを確認すると、家族と話をするために部屋を出る。待合室にいたのは、サージカルマスク、少し斜めにずれた茶色のウィッグ、紺色のダウンコートという格好の七〇代の女性だ。ぱんぱんにふくれた革のバッグを引っかきまわしている彼女に近づく。

「失礼ですが、ジャネットさんのご家族ですか？」

彼女は手を止め、椅子の上で背筋を伸ばした。

「ええ、母親です」ヘビースモーカー特有のざらついた声で言う。

「娘さんの治療に当たったドクター・フィッシャーです。娘さんは無事ですよ」

ジャネットの母親はうなずくが、そのあいだも私から目を離さない。その視線に少し気圧されながらも私は話を続ける。

「娘さんは脚に負傷していて、明日手術が必要ですが、今は安定しています」

「ああ、よかった！　娘に会えますか？」

「申し訳ありませんが、現在、面会はすべてお断りしているんです。患者と面会者を守るための新しいルールなので」

とくにこの母親は感染させるわけにいかない。年齢を考えれば死亡の確率が高いからだ。

「そうですか」落胆の色が滲《にじ》む声で彼女は言う。「ではせめて、愛しているとあの子に伝えてください」

ERに戻ると、ジャネットは脚に副木《そえぎ》を当てられ、一六号室で簡易ベッドに横になって携帯電話をいじっていた。母親の言葉を伝えると、彼女は泣き崩れた。

「ママに会いたい」

ジャネットには治療だけでなく心のケアも必要だが、それができるのは母親をおいてほかにいない。ママにメモを渡してもらえないかとジャネットに頼まれたが、母親はすでに帰ったあとだったから、私は彼女に携帯のビデオ通話《フェイスタイム》を勧める。

これが当院の新しい手順なのだ。折りたたんだ毛布の上に脚をのせたジャネットはベッドの背もたれに寄りかかると、携帯でメッセージを打ち始める。

次の患者がいる二七号室へ向かうと、後期研修医《シニアレジデント》のアンジェリークがドアの前で私を出迎え、息切れを訴えているこの四〇代の女性患者は、新型コロナウイルス特有の症状を呈していると話す。簡易ベッドに座る患者は、グレーのレギンスに茶色のストライプ柄のセーターといういでたちだ。アイメイクが濃く、黄色いマスクで口だけ覆って鼻は出している。眉間にしわを寄せ、品定めするような目で私を見ている。どうされましたかと尋ねると、彼女は、咳が出て呼吸がしにくくなった一年以上前のことから話し始める。

「去年のイースターにバーミンガムにいる家族を訪ねたんですけど、そのときから咳が出るようになって」

彼女がとりとめもなく話し続けるあいだ、私はドアのそばに立ち、黄色いガウンの前で腕組みしながらそれを聞いている。防護具に身を包んでいても、つい、できるだけ距離を取ろうとしている。

彼女は咳や咳払いで途切れ途切れになりながらも、表情豊かな目で、手振りを交えながら話し続ける。彼女が咳きこむたびに飛沫《ひまつ》が部屋じゅうに飛び散るのが見えるような気がして、私はちょっとしたパニックになり、早く終わってくれと願うが、話はまだまだ続いている。彼女がひと息ついたところで、私はこちらの話を聞いてもらおうとする。

「咳が出始めたのが去年のことなら、どうして今日病院に来ようと思ったんです？」

「今からその話をするんだから、ちょっと待ってて」

咳と咳払いを挟みながらさらにしゃべり続けること五分。それでも話はまだ、なぜ今日病院を訪れたのかという本題に入っていない。彼女が再び息を継いだとき、私は口調に気をつけつつ、話に割って入る。

「そんなに長いあいだ具合が悪くて大変でしたね。それで今週になって病院に来られたのは、体調に何か変化があったからでしょうか？」

彼女は再び口を開き、今度は二年前の話をし始める。「だからその話をしようとしてるんじゃないの。いいから聞いてて」そして、もっとはっきり話そうとマスクを下げる。

「マスクを上げて！」考えるより先に大声が出る。彼女はぎょっとして話すのをやめ、目を丸くしながらマスクを上げると、再び本題からそれた話に戻る。彼女が息継ぎしたところで私はまたしても口を挟み、具体的な質問をする。「この二週間は比較的体調がよかったんですか？　この咳が出始めたのはいつのことです？　熱はありますか？　家族に具合の悪い人はいますか？」

「一週間前に家族でバーベキューをしたときまでは元気だったのよ。でも弟と息子が咳をしていて。二日後にわたしも咳が出始めて、その二日後に今度は熱が出て」でも絶対にコロナじゃないと彼女は断言する。なぜなら「さっきから話そうとしてたように、わたしはもう長いことこんな調子で、具合がよくなったり悪くなったりしているからよ」。

そこで彼女はまたマスクを下げようとし、私はまた「マスクを上げて！」と命じる。どんなに否定しようとも、彼女の症状はすべて〝コーヴ〟――私たちはCOVID‐19のことをそう呼ぶようになっていた――の特徴に当てはまっており、マスクなしに長時間話すのはウイルスを撒《ま》き散らす行為にほかならない。患者に厳しいことを言いたくはないが、とりとめのない長話とマスクの扱いの杜撰《ずさん》さは、私と看護師に重大なリスクをもたらすことになるのだ。マスクをしていないコロナ患者のそばにいると、銃を持った人と同じ部屋にいるような気がしてくる。

彼女は再びマスクを上げると弁解がましく言う。「なによ、説明しようとしただけじゃない」

私は口調をやわらげ、彼女を宥《なだ》めにかかるが、これだけは妥協できない。彼女にはマスクを着けたままでいてもらう。「すみません、私は自分の安全とあなたの安全を守ろうとしただけです。あなたはコロナウイルスに感染している可能性が非常に高く、もし感染していなくても、ここでうつってしまうかもしれない」

彼女が目を怒らせるが、かまわず続ける。

「それは典型的な症状です。幸いなことに症状は軽く、家に帰っていただいて大丈夫ですが、コロナウイルスに感染している可能性があることを周囲の人に伝えて、二週間は家から出ないでください」

彼女が目を見開く。「誰にも話すわけないじゃないの！　でも外出せずに家にいるようにするわ。コロナに罹《かか》ったなんて、人に知られたくないから」病気になるとまわりから敬遠されて、長いこと人が寄ってこなくなるとみな知っている。一人ぼっちになってしまうのだ。それについては、私もどうしたらいいのかわからない。当院ではまだコロナウイルス検査を実施していないから、この女性がCOVIDに感染しているかどうか確認することすらできない。だから今は、感染拡大を防ぐためにできることだけを彼女に徹底させ、大多数の患者は一、二週間で回復しているからと安心させる。

「ここにはコロナウイルスに感染した人が大勢います」彼女にそう言ったとき、私に呼び出しがかかる。「あなたは一人じゃありません」

私は今、二年目のレジデントのロイとともに四一号室に急いでいる。ロイは背の高いケニア人で、頭の回転が速く、真顔でジョークを飛ばす男だが、今はどちらも無言で重症患者のもとへ足早に向かっている。患者は二二歳の女性。呼吸困難に陥り救急車を呼んだ。産後のふくよかさの残る体で——三日前に出産したばかりとのこと——背筋を伸ばして座り、大量の汗をかき、呼吸が速く、ほとんど話すことができない。部屋に入る前、私たちは通常のマスクを電動ファン付き呼吸用保護具《PAPR》に変え、青いスクラブの上から黄色のガウンを着けて、青い手袋を装着する。PAPR付きヘルメットは空気中のあらゆるウイルスや粒子を除去するが、問題はいったんこれをかぶってしまうと、音や声がひどく聞こえづらくなることだ。また、全部装着するのに貴重な時間を割くことになるため、部屋に入ったら素早く動く必要がある。この荒い呼吸からして、このままではそう長くはもたない。私はシフトのあいだずっと頭から離れなかった恐怖も忘れ、集中して準備を進める。

通常であれば、これは比較的簡単なケースだ。マスク式人工呼吸器で患者の呼吸を補助したあと、肺塞栓症や分娩後心筋症といった一般的な疾病の検査をする。しかし新型コロナウイルスのせいでマスク式人工呼吸器は使用できず、そうなると選択肢は限られてくる。エアロゾル発生の危険がある気管内挿管をおこなうか、今後COVID患者のために必要となる可能性がある人工呼吸器を使うか、あるいは投薬だけで対処するか。病室にいる看護師二名はN95マスクとゴーグルとヘアキャップを着けている。すぐ外の前室にもう一人、防護具を装着した看護師がいて、トランシーバーを介してこちらと連絡を取りながら投薬を記録している。彼女には前室の外にいる残りのチームメンバーにこちらの要求を伝えるという役割もある。そのチームメンバーとは呼吸療法士、X線技師、心電図検査技師、薬剤師で、こちらの要請に応えるべく待機している。

しかし、何が必要だ？

救急治療のすばらしさは、チーム全体がフロー状態に入れるところにある。思考と行動のタイムラグがなくなる、完全に没頭、集中した状態だ。急速に変化する状況に思考と言葉と手がシンクロして、流れるような連携が生まれるのである。しかしフロー状態には危険な側面もある。患者もその〝流れ〟の一部になってしまうことがあるのだ。個々の患者の輪郭がぼやけて、診断が必要な単なる症状、解決しなければならない火急の問題、解明すべき不可解な状況、さらには次の患者の治療を遅らせるただの障害物に変わってしまう。もちろん患者の姿は見えるし、彼らがつらい一日を過ごしていることも知っている。途方に暮れている患者もいれば、自分の病状を嫌というほどわかっている患者がいるのも知っている。彼らの目に私が映っているのが見える、こちらに余裕があるときには、だが。私は流れるように動いているが、彼らとしては、自分がただの〝ぼやけた何か〟では不満なのだ。私に少し立ち止まってほしい、動きを止めてほしいと思っている。彼らが何時間も待っているのは、治療はもちろんだが、そのためなのだ。患者が診察を受けることを、医師に〝診て〟もらうと言う。「彼女は心臓の専門医に診てもらっている」と。だが、私ははたして彼らを〝見て〟いるだろうか？　絶え間なく動き続けるこの〝流れ〟の中で、私にとって彼らがリアルな存在であることを、私たちがともにここにいることをはっきりさせるにはどうすればいいのだろう？　彼らは見られる必要があり、私は私で彼らをよく見る必要がある。

しかし、問題は時間なのだ。時間がそれを許さない。患者には疑問がたくさんあって、直接口に出すこともあれば、暗にほのめかすこともある。どうしてこんなことになったのか？　なぜ私がこんな目に遭うのか？　どうすればこの痛みを止められる？　それに、私のすぐそばに立ち、体に触れ、〝見て〟いるあなたは誰？　突然私になくてはならない存在となったこの見知らぬ男は？　私だってそうした疑問に答えてあげたいが、とにかく時間がない。

ときどき、患者の名前と住所を聞いて手紙を書くところを想像する。ERの慌ただしさの中で彼らに伝えきれなかった答えを、その手紙にしたためるところを。だが今、私たちの時間は別のことに費やされる。

薬剤師に挿管薬の準備を指示し、施術に必要な気管チューブと咽頭鏡とバッグバルブマスクを用意する。しかし気管挿管を実施する前に薬剤による呼吸補助を試みる。大量の利尿剤ラシックスと、血圧を下げるニトログリセリンなどの薬剤を投与する。ロイと相談し、二〇分待って薬の効果が出なければ、もっと侵襲的な処置を講じることにする。

呼吸にあえぐ彼女を見ているのはつらい。全力疾走した人のように荒い息をしているが、休めば回復するということもない。息を吸って吐くのサイクルがくり返されるたび、私は意識消失から、ときに死にもつながる兆候となる、無限の空間を覗きこむような眼球の動きがないか探る。彼女を落ち着かせようとみんなして声をかけ、汗を拭いてやりながら、少しでも楽になる体勢を探す。だが薬剤師も看護師も技師もこの待ち時間にいらいらし始めている。通常であれば、彼女の浅く速い呼吸を落ち着かせるべく、チームがもっと積極的に介入すると知っているからだ。薬が効くのを待ちながら励ましの声をかけるだけでは命の瀬戸際にある人を救うことはできない――何かしら手段を講じなければ。チームの焦りが伝わってくる。五分、十分と時間が経過し、ついに今すぐ人工呼吸器につなぎましょうという声があがり始める。しかし近隣のある病院では人工呼吸器の空きがなくなり、別の病院では在庫が三台しかないことをわれわれは知っている。人工呼吸器を使わずにこの女性を救うことができれば、本人にとってはそれに越したことはないし、他の患者を救うことにもつながるかもしれない。一方、ぐずぐずしていたせいで彼女が亡くなってしまえば、もっと早い介入が必要だったと考えていたチームは、私への信頼をなくすかもしれない。いや、それ以前に私たちは自分を許せないだろう。彼女の診断は確定していないが、血液ガスは安定しているし、まだ若く、この試練に耐えられるだけの体力もある。決断を下すのは私の仕事であり、そして待機が私の決断だ。

あと少しで二〇分というとき、彼女があえぎながら「おしっこがしたい」と訴える。汗も引き始め、呼吸も落ち着いてきた。胸部レントゲン検査で肺に水が溜まっていることがわかる。コロナウイルスの可能性もあるが、分娩後心筋症の心不全にも似ている。私たちは治療を続行し、マグネシウムと追加のラシックスを投与し、ニトログリセリンの量を増やす。さらに一〇分が経過し、状態はより安定してきているように見える。今ではまた話せるようになった。緊張が解け、回復した彼女の姿に看護師も技師も落ち着きを取り戻す。私は「あとはよろしく」とロイに声をかけると、前室に移動してPPEを脱ぎ、手を洗ってから廊下に出る。

三〇分後、五九歳の男性がやってくる。離れていても、ゼーゼーという荒い息遣いが聞こえる。男性は低下した心機能を補助するため、左心室補助人工心臓を装着している。機器は腹腔内に埋めこまれ、血液を循環させるために大血管に接続されている。それに加え、自宅で抗生物質を投与するための長期留置カテーテルも挿入されている。落ちくぼんだ目は黄ばみ、肋骨が透けて見えている。トラッカー・キャップをかぶり、息をするのもやっとの状態で、切れ切れにしか話せない。担当レジデントのダンと私は完全防備で部屋に入った。ダンは二年目のレジデントだが、かつて経営コンサルタントだった経験が、彼の患者へのアプローチに今も影響している——大局的な視点とチェックリストの活用だ。男性は手の動きと肩をすくめる仕草で、息苦しくなったのは二日前で、肝障害に特徴的な症状である目の黄ばみには気づかなかったと伝えてくる。かなり危険な状態で、原因を明らかにするより先に気管挿管して生命維持装置に接続する必要があった。

先ほど診た若い母親とは違い、この男性には呼吸困難と闘うだけの体力がないし、血液ガス検査で判明した酸素飽和度の低さもよくない兆候だ。人工心臓を装着している患者の場合、何が起きてもおかしくない。感染症か、血栓か？ 装置の機能不全か、それともコロナウイルスか？ どれが正解かすぐにはわからない、だから行動する。私は気管挿管に使用する薬剤の準備を部屋の外にいる薬剤師に指示し、ダンは気道確保のための器具を揃える。準備を進めつつ、これから何をするかを患者に説明する。男性は疲れ果て、つっかえつっかえ言葉を絞り出す。「いいから……さっさと……やってくれ……早く……早く……薬を」

点滴で鎮痛剤を投与したあと、患者に麻酔をかける。ダンがビデオ咽頭鏡を使って患者の声門を可視化し、声帯のあいだにチューブを通して気管に挿入する。挿管はうまくいったものの鎮静剤が充分に効かず、患者は目を閉じたままベッド上で身をよじっている。非常に危険な状態だが、これがコロナウイルスによるものかどうかはまだわからない。プロポフォールで鎮静を強め、抗生物質を投与してから、高度治療室に移送する準備をする。

八時間が経過し、ようやく私のシフトが終わる。ロッカールームに向かい、ベンチに腰を下ろして、新たなルーティンについてしばし考える。まず石鹸と水で手を洗い、次にクロルヘキシジン綿棒を使ってアクセサリーと携帯電話を殺菌消毒する。それからもう一度、こんどはアルコールジェルで手を洗うと、病院支給のスクラブを脱ぐ。再度アルコールジェルで手を洗浄してから私服に着替え、バッグに荷物を詰める。八時間も手洗いをくり返したせいで手が荒れて、痒《かゆ》みがある。最後にマスクをはずすと、顔はひどいありさまだった。唇は腫《は》れてひび割れ、マスクとメディカルキャップのせいで鼻と額に赤い溝が刻まれている。口は乾き、目は脱水症状で落ちくぼんでいる。私は服についたウイルスを飛散させないよう気をつけながら、ゆっくりそろそろと歩く。病院支給のスクラブをスクラブ供給機に戻したあと、最後にもう一度手を洗ってからERを出て、待合室を抜けて夜気の中に足を踏み出す。通りの向こうの臨時駐車場はがらんとしていて、右手にある病院本館の上空に月が浮かんでいる。冷たい空気を胸いっぱいに吸いこみ、深海の底から乾いた地上に戻ってきたのだと実感する。私は救急外来の外にあるゴミであふれたゴミ箱にマスクを放ると、車の中で私の帰りを待っていたペットボトルの水を一気に飲み干す。

3　ジャネットへの手紙

ジャネットへ

会ったのはほんの短い時間だったね。僕は君の脚に手を添え、鎮痛剤をオーダーし、お母さんの言葉を伝えた。君が撃たれた日にベッド脇に立っていた、顔にマスクとゴーグルを着けた名前もわからない人物だ。君の担当医だったんだ。ほんの一瞬だけだけれど。僕たちが顔を合わせたのはこれがはじめてじゃないかもしれない。でも次にレッドラインの列車内やドラッグストアの〈ウォルグリーン〉でばったり会っても、君は僕に気づかないだろう。病院ではつねに医師のIDカードを身につけているから、病院外で会っても誰だかわからないものなんだ。僕たちの出会いの性質上、僕は君について多くを知っているのに、君は僕のことをほとんど知らない。だけどじつは同じコミュニティの出身で、君の人生のきわめて重要な瞬間に関わることになった。だから自己紹介したいと思う。君は僕たちの街に降り注ぐ暴力のせいでこの治療室に運びこまれた。それは僕も同じなんだよ。

ベン・ウィルソンが殺されたとき、僕は九歳だった。あの事件のこと記憶にあるかな？　ベンジーの愛称で知られていた彼は全米高校バスケットボールの最優秀選手に輝いたプレーヤーだ。背が高く、ハンサムで、カリスマ性があり、そしてシカゴのサウスサイド出身だった。一九八四年のことだ。数か月前にマイケル・ジョーダンがドラフトでシカゴ・ブルズに入団し、一試合二八得点を叩き出していた。ジョーダンの活躍がシカゴ・サンタイムズ紙の一面を埋め尽くしたとき、裏一面を飾ったのがベンジーの最優秀選手賞受賞のニュースだった。ジョーダンの背番号〝23〟は子供たちの憧れとなり、ベンジーの〝25〟は僅差の二位だった。ベンジーがプレーしていたシメオン高校は、僕の実家からほんの数キロのところにある。彼は二年生でレギュラーとなり、翌年にはチームを州大会に導いた。サマーリーグでの彼のプレーを見たスカウトたちは、〝国内随一の高校生プレーヤー〟と絶賛したっけ。そんなベンジーの姿に僕は未来の自分を重ねていた。ボクも何かで一番になれるのでは、と。そう思ったのは僕だけじゃない。〝期待の星〟ベンジーは、長いこと暗い影に覆われていたこの街の一角を明るく照らしたんだ。

その年の秋、ガールフレンドと連れ立って校門の外に出たベンジーは、たまたまライバル校の男子生徒とぶつかり、その場で撃たれた。弾丸はベンジーの命を奪っただけでなく、僕も変えてしまった。これまで自分とは無縁の、観念の中にしかないもの、夕方のニュースの中でだけ起きているものだと思っていた殺人が、僕を含めた誰の身に起きてもおかしくないものに変わったんだ。ベンジーも僕も優秀な人間になるべく教育を受けていた。もっとも、僕の場合はバスケットボールではなく学問だったけれど。彼の両親も僕の両親と同じように専門職に就いていて、犯罪に巻きこまれないよう、やはり息子を守っていた。僕は親からこう教えられてきた——世界は広く、おまえは何にでもなれる、と。ベンジーも同じだった。彼は世界に羽ばたこうとしていた。それなのに、このコミュニティから飛び立つ前にすべてが潰《つい》えてしまった。

ベンジーはここからそう遠くないエングルウッド地区のセント・バーナード病院に搬送された。報道によると、ベンジーはショック状態だったのに、手術室に運ばれるまで何時間もストレッチャーに寝かされたままだったらしい。救急救命チームがぐずぐずしているあいだにベンジーの命は消えていった、とニュースは報じている。ベンジーが負った傷——二二口径弾一発による腹部銃創——は命を落とすような重傷じゃなかった。シカゴ大学医療センターは彼が撃たれた場所から数ブロックしか離れていないし、当時でさえ、より近代的な設備を揃え、経験を積んだ外科医も多くいた。この病院の医師たちなら、おそらく違う行動を取っていた。そしてベンジーは助かっていただろう。ベンジーの生死を分けたものは、激しやすいティーンエイジャーと、救急隊員による最寄り病院の選定と、経験の浅い外科医の判断だった。もしこのうちの誰か一人でも別の選択をしていたなら、ベンジーは命を救われ、他校生との衝突も人生の軌跡を彩る荒っぽいエピソードの一つになっていたかもしれない。そんなふうに、ここがこうだったらなんとかなったのに、と解析できるようになったのは、何十年も後のことだけれど。

あのときシカゴを襲った悲しみを今でも覚えている。テレビ中継された彼の葬儀では、家族や友人はもちろん、縁もゆかりもない他人までが涙を流していた。三、四人ずつ固まって抱き合っているティーンエイジャーの悲しみに歪《ゆが》んだ顔にも、涙が流れていた。でもベンジーの母親は、涙をいっさい見せなかった。感情を抑えた彼女のスピーチは、友人ばかりか誇れるヒーローまで失った若者たちの泣き叫ぶ声に何度もさえぎられた。彼らの王子様が死んでしまったんだ。あの瞬間の彼の母親の強い意志に、僕は、ソーシャルワーカーとして勤務していた学校で育児放棄《ネグレクト》されている子供たちを支援していた自分の母を重ねた。母の年格好は、病院の待合室で会った君のお母さんとそう変わらないと思う。テレビ中継されたインタビューで、ジェシー・ジャクソン師〔米公民権運動の黒人指導者、バプティスト派牧師〕と並んだベンジーの母親は、息子の死を無駄にしないでほしいと訴えた。彼の死がより安全な街づくりにつながり、もう二度と子供たちが殺されることのないようにしてほしい、と。僕にとっては初めての殺人事件だったけれど、その後の人生で暴力はつねにそこにあった。

　ジャネット、おたがいこの近隣で育ったのなら、僕らにはおそらく共通点がたくさんあるだろう。もちろん相違点もあるはずだ。僕らの多くは南部での貧困と迫害から逃れ、よりよい生活を求めて北部へ〝大移動〟してきた貧しい黒人たちの子孫だけれど、この地区に出入りするルートはほかにもたくさんあったから。

　僕はベンジーが亡くなった病院から数キロ離れたハイドパーク地区の並木通りにある、赤レンガ造りの団地で育った。圧倒的に黒人が集中しているサウスサイドにあって人種統合を果たしている、シカゴでも数少ない飛び地の一つだ。隣にはメキシコ系レバノン人の家族が、反対隣にはユダヤ系白人一家が住んでいた。僕たち五人家族は六四戸からなる団地の一階に住んでいた。夏の雷雨のときなどは床が水浸しになり、六番のバスが通るたび、キッチンのテーブルに置いたグラスがカタカタと音をたてたよ。わが家のリビングにはイチジクの鉢植えと、おじのセネガル土産のアフリカ風の仮面があった。毎週日曜日にガラスのコーヒーテーブルをクリーナーで磨き、浴室を掃除して、ゴミを出すのが僕の仕事だった。うちのブロックにある日除け用の木々がニレ立枯病にやられて全滅したのもこの頃だ。あれから三五年、僕が子供の頃にはひょろひょろだったニセアカシアも大きく育ち、今では歩道に涼しい影を落としている。

二ブロック先の公園には緑色のインコが群れをなして棲んでいた。公園の二本の木は、小枝を集めて作った丸い巣で占領されていた。インコは甲高い声でキーキー鳴きながら鳩とパン屑《くず》を奪い合っていた。噂によると、彼らはシカゴ大学の実験室から逃げ出したインコで、ゴミを漁って冬を乗りきったのだとか。僕が通りの角にあるパットの肉屋に行くとき、この鳥たちもついてきた。いつも何を注文されるか知っているパットは、僕が店に入るなり丸鶏三羽をカットしてくれた。僕は正確ですばやい彼の包丁さばきを食い入るように眺め、そのあと重たい鶏肉を引きずるようにして家に持ち帰ったものだった。オプラ・ウィンフリーがシカゴの地方局に移り、ジェシー・ジャクソンが大統領選への出馬準備をしていたとき、シカゴにはじめて黒人の市長が誕生した。ハロルド・ワシントン市長の住まいは、インコの巣がある公園から通りを一本隔てた高台にあった。自転車の練習をしている僕を、市長付きの警備員がじっと見ていたっけ。通りのすぐ先に市長が住んでいることを、僕たちは誇らしく思ったものだ。新しい街灯が設置され、除雪作業が迅速におこなわれるようになったのもありがたかった。

僕の両親はシカゴ市民一世なんだ。二人をめぐり合わせたのは、父がインターンとして勤務していたデトロイトのヘンリー・フォード病院の看護師だった。その看護師は僕の母のおばにあたる人で、ブラインドデートから交際に発展したらしい。父のインターン期間が終了し、レジデントとしてシカゴに移ることになったとき、二人は岐路に立たされた。聞いた話では、母は結婚指輪をくれないならついていかないと言ったそうだ。指輪は現実のものとなり、二人はシカゴのサウスサイドで家庭を築く。カンザス生まれの父はその土地勘を生かし、空き地の一角を家庭菜園に変えて、スイカや青菜、玉ねぎを植えた。父の信条は勤勉、問題解決、真実。生き馬の目を抜く都会で、そんな父は世間知らずに見えただろうけれど、それでもつねに建設的だった。母はシカゴの公立学校のソーシャルワーカーの職に就いた。農協にも加入し、毎年夏になるとはじめて食べる果物を家族で堪能した。母は正義感が強く、弱者に手を差し伸べ、どんな状況にも喜びを見出すことのできる人だ。つらいことだらけの都会では、母のような人は夢想家に思えるかもしれないけれど、母は家族を照らす光だった。当時の写真には、赤みがかった髪をカールした母と陸軍予備軍の制服を着た父が空母〈ミッドウェイ〉の甲板で抱き合っている仲睦まじい姿が写っている。

父は五人きょうだいの四番目で、カンザス州で母ベウラと父チャールズに育てられた。父の兄でフィッシャー家の長男のチャールズ・ジュニアは、幼少期に結核と診断されたあと、人生の大半を療養所《サナトリウム》で過ごした。チャールズはときどき家に帰ってきたが、〝消耗病〟を防ぐため、僕の祖父母は彼を下の子供たちから遠ざけていた。肺結核はそう呼ばれていたんだ。ところが一八歳になったとき、チャールズはカンザス大学医療センターに送られ、肺というか、たぶんその一部を切除されてしまう。どうしてそんなことになったのか家族は誰も知らず、そしてチャールズは手術中か術後の回復期に亡くなった。チャールズ・ジュニアがなぜ死んだのかも、本当に手術が必要だったのかも謎のままだ。私の祖父母は機知に富み、農作物や土のことはよく知っていたけれど、教育はほとんど受けていない。そのうえジム・クロウ法下の人種差別の激しいカンザス州では、黒人家族は患者・家族参加型医療〔患者やその家族が単なる医療の受け手ではなく、みずからの疾病や医療を充分に理解し、主体性を持って医療に参加し、医療の質と安全の向上を図る〕を享受することはできなかった。祖母が葬儀で泣いていたのを父は覚えているという。そして父が次に祖母の涙を見たのは、それから何年も経って、父が同じカンザス大学で医学の学位を取得したときだった。

父の両親は倹約家で、休暇はほとんど取らなかった。父方の祖母はがっしりした体格のたくましい女性で、家を切り盛りしていた。写真の中の彼女はいつもだぼっとしたワンピースを着て、しかめっ面をしているから、僕もすぐには誰かわからなかった。というのも、僕の知っているおばあちゃんはよく笑う人だったからで、僕は彼女からいろいろなことを教わった。祖父は食肉加工会社でエレベーターを操作していて、僕が二歳のときに亡くなった。写真の中の祖父はデニムのオーバーオールを着て、髪をきっちりと分け、にこりともしていない。夏になると、両親は僕たちきょうだいを車に乗せ、里帰りしたものだった。中西部に張り巡らされた高速道路や出口ランプを出入りするうちに、やがて長い砂利道にたどり着く。そこから木々のあいだを抜け、小川を渡ると、祖父母の家があるんだ。平屋で、裏手に広いポーチがあり、その先にはエンドウ豆やオクラ、トマトやジャガイモが植わった畑が広がっていた。姉と僕は一日じゅう、鬼ごっこをしたり、畑の雑草を抜いたり、小石を引っくり返して下に何か潜んでいないか見たりしていた。夜は蟬《せみ》の声を聞き、蚊に刺されたところを掻《か》く。ブラックベリーの茂みとブドウの木は家にいちばん近く、鶏小屋は道路にいちばん近いところにあった。ある夏のこと、八歳くらいだった僕がジャガイモ畑のそばの庭で遊んでいると、祖母が二〇口径の散弾銃を手に家から出てきた。祖母祖母がレタス畑に向けて銃を撃つと、一羽のウサギが跳びあがり、体を痙攣させながら地面に落ちた。

一時間後、ウサギは祖母愛用の鉄のフライパンの中でグレイビーソースにまみれていた。

人種隔離政策のもとで育った多くの黒人たちと同じように、物心ついてから父が最初に記憶しているのは、ルールを学ぶことだった。僕の祖父母が正規の教育を受けていたのは八年生になる前までで、お金に余裕はなかったけれど、二人とも好奇心旺盛で、意欲的で、独創性に富んでいた。農業と家畜の繁殖を熟知し、手仕事にも心得があり、五人の子供を育てあげた。子供たちは話しかけられるまで口をきいてはいけなかったし、毎日家の手伝いをして、手を抜くと鞭《むち》で打たれた。人種統合された高校に入学したとき、父は祖父から「白人の女の子には手を出すな」と言われたそうだ。そういういっさい口答えが許されない、容赦のないルールが父を救った。口に出して言われたことにせよ言われなかったことにせよ、指針に忠実に従ったことが、父の人生を人種差別が残るカンザスの田舎町からシカゴでの生活へと導いたんだ。

ジム・クロウ法は父だけでなく母の人生にも傷を残した。最大の教訓は、僕の大おじにあたるアイヴォリーの話だった。アイヴォリーはウェーブがかかった髪と緑色の瞳をした、しゃんとした歩き方をする魅力的な若者で、地元のジョージア州ヴァルドスタの若い娘たちはみな彼に夢中だったという――おそらくは接点を持つべきではなかった娘たちまでもが。アイヴォリーが行方不明になったその日に、あたしたちはデトロイトへ発ったんだよと祖母は僕に話してくれた。〝同じ日〟というのは誇張だと思うけれど、白人女性の気を引いたためにアイヴォリーがリンチを受けたことが、祖母たちが北部への移住を決めるきっかけとなったのは間違いない。ジョージア州で生きるというのは白人の言いなりになることだと母は言っていた。つねに一歩脇に寄り、白人より多くの金を払わされながら、目立たないように生きることだ、と。大おじのアイヴォリーが行方不明になると一家はデトロイトをめざし、そこで僕の母は育った。二〇一八年の夏、母と僕はアラバマ州にある〈平和と正義のための国立記念碑〉を訪れ、プレートの中にアイヴォリーおじの名前を探した。ただ普通に生きていただけなのにここに名前を刻まれることになってしまった数多くのリンチ犠牲者たちと同じく、黒人である僕の一族もまたテロ行為によって人生の進路を決められてしまったんだ。

母は四人きょうだいのいちばん上で、デトロイト北西部の黒人居住区で育った。労働組合が力を持つ自動車組立ラインの仕事から大量に誕生した、黒人の中産階級が暮らす地域だ。父と同様に母もまた、山ほどのルールの中で育った。時間を守る、身なりを整える、〝お願いします〟と〝ありがとう〟を忘れない。カトリック系の小学校でシスターに太腿《ふともも》を叩かれないための知恵、店の主人に公平に扱ってもらう方策、弟たちが警官に警棒で背中を殴られないようにするにはどうしたらいいか。

写真で見ると、母方の祖母は背が高く、茶色い顔に明るい笑みを浮かべていて、祖父のほうは痩せ型で、ウェーブのある髪をして、肌の色は薄く、白人のように見えた。この祖父は第二次世界大戦末期のバルジの戦いに加わり、戦地からナチスドイツの戦利品と悪夢を持ち帰った。生還を果たした祖国アメリカは、出征する前とほとんど変わらないひどい状況だったが、それでも祖父は復員軍人援護法を利用して法学部《ロースクール》に通うことができた。肌の色が薄く、白人として通用したからだよ。デトロイト大学ロースクールを卒業後、彼は学校の教師で、のちに校長になった僕の祖母と結婚する。祖父が早世したとき、僕の母はまだ一五歳だったが、それでも率先して家事を引き受けて祖母を助けたという。母も三人の弟たちもみな大学の学位を取得している。修士号取得のソーシャルワーカーとなった母は、悲惨な状況にある子供たちの社会情動的発達のためにその身を捧げた。

追いつめられた環境に置かれている子供たちと関わるうちに、母は、最も弱い立場にいる者たちを社会がいかに殺し、レイプし、投獄してきたかを目の当たりにした。人によっては毎日が闘いで、逃げこめる安全な場所があるとすれば、それは地域社会なのだということも。母は無神論者だったけれど、僕らを教会へ連れていった――信仰のためではなく、われわれ黒人の伝統、言語、流儀を学ばせるためだ。母は僕たちに〈黒人歴史月間〉のクイズで有名になった〝黒人指導者〟を一人残らず覚えさせたが、それ以上にまわりにいる黒人たち、僕らが見て、触れられる普通の人たちにも敬意を払うよう教えた。母は栈橋のそばを通りかかると、黒人のための雑誌『エボニー』と『ジェット』の発行人一族が所有していると報じられた〈アフリカン・クイーン〉号を指さした。アイスクリームは、サウスサイドに住んでいた黒人創業者に敬意を表し、〈ボールドウィン〉のものしか買わない。ヘアケアブランドの〈ソフトシーン〉は両親の知り合いの家族が経営しており、僕らはその青いグリースを使っていた。バーベキュー・レストランの〈リブズ&ビブズ〉はわが家の食卓を豊かにしただけでなく、地元のリトルリーグのスポンサーでもあり、オーナーの子供の一人がうちのチームに所属していた。家族が通っていた歯科医も歯科矯正医も、小児科医も薬剤師も黒人だったし、郵便配達員も魚屋も靴修理店の店員もみんな黒人だ。どれも偶然ではなかった。

両親はシカゴに移り住んだけれど、それは多くの黒人がたどった道でもあった。シカゴは一七八〇年頃にハイチ出身の黒人の毛皮商によって創設された街で、地下鉄道の逃亡ルートになったこともある。今も現存するオリヴェット・バプテスト教会のような施設が、南から逃げてきた黒人奴隷たちに食事と寝床を提供した。黒人女性活動家のアイダ・B・ウェルズは、南部のリンチの実態を暴いたことで白人暴徒の怒りを買い、シカゴに逃げこんでいる。医師や看護師の教育のため、黒人外科医ダニエル・ヘイル・ウィリアムズによって設立されたプロヴィデント病院は、一八九一年以来ずっとサウスサイドの黒人の医療を支えてきた。ウィリアムズ博士はさらに、黒人医師を組織的に排除しているアメリカ医師会に対抗して、全米医師会も設立している。イースト五一番通りとサウス・フォレストヴィル通りの角にあるプロヴィデント病院は、シカゴ大学医療センターから半マイル（約八〇〇メートル）の場所にあり、すぐれた医療で知られる。僕の父は二〇〇〇年代後半にプロヴィデント病院を定年退職し、一方、僕は二〇〇六年からシカゴ大学医療センターで指導医をしている。

シカゴの初期の黒人人口は、〝大移動〟で押し寄せた黒人の波に比較して、はるかに少ないものだった。でも一九一六年から一九七〇年のあいだに、シカゴには南部の白人による迫害から逃れ、職を求めて、五〇万人という黒人が集まってきた。列車や徒歩で北上してきた黒人移住者は、三一番通りと五五番通りのあいだに落ち着いた。ステート通りとサウス・パークウェイに沿った飛び地はさまざまな文化が栄え、商業で活気づき、サウスサイドの中核となって、のちに僕の両親を招き寄せる。職は食肉加工工場や、駅の赤帽、白人家庭での下働きなどさまざまだったが、黒人は制限的不動産約款とレッドライニング〔低所得者層の黒人が居住する地域を融資リスクが高いとして赤線で囲み、融資対象から除外するなどした差別〕により、白人居住地区から締め出されていた。この厳格な居住分離に抜け穴を見つけた黒人が自分たちの居住区に入ってこないように、白人住民はレンガやガラス瓶や爆弾を投げて脅した。やがて白人たちが市内の北や西へ逃げるか、新しく作られた高速道路をたどって郊外へ移動したことで、居住分離は固定されていったんだ。

一九六九年、シカゴ住宅局《CHA》を相手取った、ドロシー・ゴートロウらによる集団訴訟で、CHAは差別的な入居者割り当て計画の断念を余儀なくされた。これによりCHAは黒人居住区にある公営住宅には黒人のみ、白人居住区の公営住宅には白人のみを割り当てることができなくなる。しかし、時すでに遅し。というのも、高層の公営団地が建てられたのはシカゴの黒人居住区ばかりだったからだ。七〇年代までに一〇〇万人を超える黒人が黒人居住区に密集し、そこに住む人々は一様に貧しく、公共サービスから切り離されていた。この街の居住分離は、ほんの数世代前に下された決定によって構築されたんだ。

サウスサイドでは、白人の低所得者層よりアッパーミドルクラスの黒人のほうが貧しい地域に住み、劣悪な学校に通い、医療の選択肢も限られていた。僕の両親が移り住んだ一九七〇年頃には麻薬戦争が勃発し、黒人居住区に住む男たちは否応なく前科をつけられ、雇用機会を奪われた。略奪的貸付は黒人家族から蓄えを奪い、ひいては家も奪ったので、近隣は廃墟と化し、官民ともに投資を引きあげたせいで黒人コミュニティから仕事がなくなり、財政的な安全保障《セーフティネット》も消えた。社会貢献事業によって示された解決策は〝コミュニティ開発〟に重きを置くものだった。居住分離そのものを廃止し、黒人を完全に解放するのではなく、黒人居住区《ゲットー》をもっと住みやすい場所にすることを目的とした計画だよ。保守派の白人は黒人を現在の居場所に留めておくこの計画を支持し、白人リベラル派は外部からの資金の流入を歓迎し、黒人の政治家たちは安定した選挙基盤を重視した。

こんにちでもサウスサイドには仕事があまりなく、あったとしても賃金が安い。おもに白人が居住するループ地区やノースサイドから電車やバスで三〇分圏内には七〇万件の雇用があるのに対し、黒人が多いサウスサイドから三〇分圏内にある雇用は五万件にすぎない。シカゴの黒人の約三四パーセントが、地元の最低賃金の半分以下の収入しか得ておらず、単発の仕事や非常勤労働でなんとか生計を立てている状況だ。黒人はシカゴの人口の約三分の一を占めるが、その八割が食料品店の数がもともと少ないか、買い物に苦労する場所に住んでいる。

この〝食の砂漠〟に、僕ら家族は安住の地を見つけた。銃がそこらじゅうにあり、古い住宅には有害な鉛含有塗料が多く使われ、警察が黒人を処刑していながらも、その一方でシカゴはダンサーで振付家のキャサリン・ダナム、小説家のリチャード・ライト〔二〇世紀米国人文学の先駆者として知られ、〝ブラックパワー〟という言葉を作った。代表作は『アンクル・トムの子供たち』〕、ピュリツァー賞を受賞した詩人のグウェンドリン・ブルックスを世に送り出した街でもある。スーツを着た人、アフリカの民族衣装の人、パーマヘアの人、ドレッドヘアの人、スタジャンの人、ディナージャケットの人、ありとあらゆる黒人たちがサウスサイドを闊歩した。母や父がそうだったように、僕らきょうだいも抑圧的な社会で危険な目に遭わないためのルールを教えこまれた。短期的なことで言えば、夏休みに祖父母の家へ遊びにいくときの人前でのふるまい方について。長期的なものだと、避けられない不運に見舞われたときに備え、事前に安全策を講じておくよう言われた。急な移住を余儀なくされても困らないよう、実用的で場所を選ばない副業を持っておくことも大事だった。陰謀説を唱えるおじは、僕らが〝秘密結社〟の罠《わな》にはまることを恐れ、白人の制度が黒人のために用意した場所には近づくなと警告した。白人の同級生より二倍いい成績を取ることの必要性は祖母から教わった。白人の同級生のように凡庸でいられる余裕はあたしら黒人にはないのだと、耳にたこができるほど聞かされた。黒人の友だちもみな似たような教訓を叩きこまれていて、同じことを言われるたび、またかとばかりに天を仰いだものだよ。

人種統合された私立の小学校では、白人のように考えることを教わった。この世界に境界線などなく、恐れることは何もないのだ、と。僕たちは詩をとおして言葉を、実験を通して化学を、作家から歴史を学んだ。学校では音楽、美術、体育もおざなりにされず、自然科学と同じくらい人文科学にも力を入れていた。勉強は僕にはそう難しくなかった。文字はすぐ読めるようになったし、テストの点数もよく、スポーツ万能で、クラスでは自信満々だった。必要以上に負けず嫌いなところがあったとはいえ、まわりからはクラスのリーダーと見なされていた。私立校に通うのは経済的な負担が重く、そのためわが家には新車も流行《はや》りの服もなかった。そんなものは無用の贅沢《ぜいたく》とされた。読書感想文の課題が出るたびに、母は、黒人の伝記にしなさいと言った――ただし、スポーツ選手はだめだ、とも。「友だちはウォルター・ペイトン〔アメリカンフットボールのスター選手、シカゴ・ベアーズに所属していた〕について書くのに、僕はどうしてラルフ・バンチ〔デトロイト出身の政治学者・外交官。黒人として初めてノーベル賞を受賞〕じゃなきゃダメなの？」そう文句を言ったのを覚えている。あの頃の僕の世界は安全でシンプルだったけれど、それでも社会の秩序から切り離されてはいなかった。そしてこうしたルールは生活のあらゆる側面に浸透していた。

五年生になると、クラスの階層化が始まった。代理教師が僕らの関心を引こうと、クラスで大人気のテーブルゲーム『ダンジョンズ&ドラゴンズ』にちなんで、中世の授業をした。先生は僕らにこう質問した。「なぜ紫が高貴な色とされているのか知っている人？」その答えは前の夏、デトロイト・タイガースの試合の観戦中に、陰謀論者で、学校教師で、のちに新型コロナウイルスに感染したロバートおじさんから教わっていた。ところがこの代理教師は手を挙げた僕を無視し、当てられないように下を向いている生徒も含め、クラスの白人児童だけに答えを聞いた。僕らは唖然とし、翌日、クラスメートのスザンナがそのことを担任に話して、代理教師を替えてほしいと頼んだ。六年生になるとランチルームに黒人用のテーブルが出現し、これまで固い絆で結ばれていた僕らはそれ以降、人種で分けられることになった。

七年生になる前の夏休み、僕はパーク・マナーの教会でおこなわれるサマーキャンプに数百名の黒人の子供たちと参加した。大型ラジカセからＵＴＦＯやニュークレアスみたいなヒップホップが大音量で流れ、どの子もエアジョーダンのスニーカーを履き、ベンジーの死の衝撃も薄れ始めていた。ある日、遠足でフィールド自然史博物館へ行った。ここには体長五フィート（約一・五メートル）のシーラカンスが保存されていて（今も見られるよ）、シカゴにある博物館の中で僕のいちばんのお気に入りだった。学校の遠足で来たときは、博物館のガイドが、シーラカンスが海と陸の進化をどのように結びつけているかを説明してくれた。でもその夏、僕らはシーラカンスを見ることができなかった。ガイドは見学者の好奇心を掻きたてるような話をするどころか、僕らが展示物を触ったり、勝手にどこかへ行ったりしないように目を光らせていた。質問にもいっさい答えず、彼女が見せた警戒のまなざしは、これまで僕が見たことのないものだった。オオカミ狩りのジオラマやクジラの背面ジャンプ《ブリーチング》の見学といった、いつもの博物館体験ではなく、はじめて誰かに監視される体験をしたんだ。

　高校に進むと、監視の目はますます強まった。僕は近所の公立高校に通っていた。生徒数二〇〇〇人のケンウッド・アカデミー高校は街の一区画分を占めていて、地域の特性が反映されていた。リッチでチャラチャラしたやつ、ヤバくてイケてるやつ、ハーヴァード大をめざしている生徒、日々をやり過ごすのが精いっぱいの者。学業十種競技の州大会でわが校のチームが優勝したかと思えば、ライバル校のホイットニー・ヤングとのアメフトの試合は、前回の試合後に起きた銃撃事件を受けて禁止された。毎日、始業時と終業時には、学校の前を通るブラックストーン・アヴェニューがカーステレオから響いてくる重低音のビートと、〝おはよう〟〝またね〟と叫ぶ生徒たちの大声であふれ返り、学校の廊下はキャンディやTシャツ、〈コーチ〉のバッグのタグや、テストの答えを売る新進気鋭の起業家たちでいっぱいだった。新学期開始から一週間も経たないうちに、僕は正負の計算と家までの最も安全な帰り道の見極め、両方の難しさを知ることになった。

ジャネット、長々と脱線してしまって申し訳なかったね。何を言いたいかというと、暴力は必ずよみがえる、暴力はつねにわれわれのそばにあるということなんだ。僕が高校二年の春、親友のラリーが殺された。僕たちはどちらも陸上をやっていて、彼はこれまで出会った中でいちばん足の速い男だった。最終学年も終わりに近づき、ラリーはたくさんの大学から奨学金のオファーを受ける日々を送っていた。シーズンオフのインドアでの厳しいトレーニングを経て、僕は四×一〇〇Mリレーの代表メンバーに選ばれたところだった。第三走者の僕の仕事は、順位を保ったままアンカーのラリーにバトンを渡し、彼がほかの選手を一気に追い抜くのを眺めること。前走者の「ゴー!」の合図が聞こえたら全速力で走り出し、「ハイ!」の合図で腕を後ろに伸ばしてバトンを受け取る。僕は練習したくてうずうずしていた。うちの学校には陸上用のトラックがなくて、気温が摂氏一〇度以下のときには廊下で練習する。廊下を走るのは楽じゃない。洗浄液の鼻をつく匂いがするし、床がつるつる滑るからコーナーを曲がるときはスピードを落とさないといけない。新調したスパイクシューズで試合に臨む郊外の生徒たちを完膚なきまでに打ち負かすためにも、バトンパスの練習は不可欠だった。その春の日、郊外でおこなわれる陸上競技大会を控えていた僕らは、授業の合間の休み時間にバトンを持って廊下に出ては、メンバーの誰かを見かけると同時に「ハイ！」と叫んでいた。ところがその日、ラリーの姿がどこにも見当たらない。僕らは彼抜きでバトンパスのタイミングを確認しながら、いっこうに現れる気配のないアンカーにぶつぶつと文句を言っていた。じつはラリーが練習をサボるのはこれがはじめてじゃなかった――卒業を間近に控えた生徒によくある〝だらけ病〟だ。陸上部のコーチはラリーを代表メンバーからはずしそうな勢いだった。

ラリーが死んだことを僕らが知ったのはその翌日だった。学校の外の五一番通りをぶらついていたときに、靴をめぐって、あるいは原因は女の子のことだったか、とにかく人と口論になったんだ。僕らがロッカールームで練習着に着替えているあいだにラリーは撃たれ、数時間後に亡くなった。僕は茫然とした。ラリーとはちょっと前に会ったばかりだったし、僕らには計画があった。郊外の競技会のリレーで勝つという計画が。僕はスターティングブロックからもっと速く飛び出すコツをラリーに教わるつもりでいた。それなのに、今まで現実に存在していた彼が、次の瞬間には思い出の中の人になってしまった。教職員たちは肩をすくめただけだった。放課後にいつまでもぐずぐずしているからこういうことになるんだ、と僕らを諭しただけで終わり。生徒へのカウンセリングやセラピーはおろか、大丈夫かのひと言すらなかった。その年、僕は走れなくなり、三年生と四年生でまた陸上に戻った。ラリーのことはしばらく両親に話せずにいた。それでなくても心配の種は山ほどあったし、シカゴの公立学校に通う一五歳の子供を守れる母親などいないからだ。街じゅうの通りが血にまみれているときに、親には子供を匿《かくま》うこともできなければ、子供にしてやれるアドバイスもなかった。

　僕は友人が殺されるこんな世界を、どうにかして受け入れようとした。ネイション・オブ・イスラム〔一九三〇年に米・デトロイトで始まった、イスラム教に基づくアフリカ系アメリカ人の精神的、社会的、経済的な向上運動〕が唱える自立（と反ユダヤ主義）は、黒人コミュニティの結束を保ち、白い悪魔から身を守るための手段として自主隔離を提唱している。黒人活動家は、懸命に働き、規則を守って、白人よりすぐれた存在になることが安全と繁栄への道だと主張し、黒人民族主義者は、われわれは王族の子孫なのだから、独立独行を貫き、おのれの文化を知り、今の抑圧的な文化にけっして束縛されず、交わらずに生きるべきだと説いた。コミュニティ・チャーチは、すべてを明け渡して神に委ね、どんなことも神の計画だと知りなさいと教え、やり手の実業家は、それくらい何だっていうんだ、乗り越えていくのがアメリカ流だ、やってみなきゃ何も始まらない、さあ、ベッドから出て今日も頑張ろうと言う。僕はそのすべてを試してみた。

　私立校に通っていたときは、充実した環境の中で誰もが温かい言葉を話し、行儀の悪い生徒は褒《ほ》めて伸ばして、監視の目もなかった。ところが数ブロックしか離れていない公立校のケンウッド・アカデミーは、外国かと思うほどすべてが違っていた。ここでは警察をイメージさせる色は恐怖の対象で、暴力がつねに頭の半分を占めていた。この頃にはもう、些細なミスが退学や投獄、悪くすれば死につながる可能性もあることを嫌というほど知っていたからだ。身の安全は自分の行動で決まるわけではないのだ、と僕は悟った。たとえズボンを腰ばきにしていなくても、〝正しい〟判断をしようとも、つねに権力の気まぐれに左右され、暴力の刃《やいば》にさらされる。自分や友人を守る簡単な方法は存在しなかった。身の安全を守りながら前に進むには、自分では制御できない入力データで方程式を解かなければならないんだ。

高校を卒業したときは涙が止まらなかったよ。一九九二年、シカゴでは九四二人が殺害され、その数はベンジーが殺された年より二〇一人多く、過去最悪だった。大学へ進む準備はできていた。サウスサイドは僕に奉仕と責任と思いやりの大切さを教えてくれた。いざというときの副業として散髪の技術も一応身につけ、おかげで大学時代は小遣い稼ぎができ、ソーシャルディスタンスが叫ばれる現在も、毛先を揃えることができている。陰謀論者のおじのおかげか、僕は陰謀論全体を疑ってかかるようになった。まだ見たことのない〝第三の目《イルミナティ》〟を信じるより、事実《ファクト》を求めるが、それでも行政がミシガン州フリント市の市民に汚染された水道水を平気で供給するような国にいれば、ＨＩＶが人為的に生み出されたと考える人間が出てくるのも理解できる。僕が学業とスポーツの両面で高成績を収められたのは、〝白人の同級生より二倍いい成績を取れ〟という祖母の教えがあったからだ。でもいま思えば、この教えの根本に不平等があることがわかる。黒人には人間としての弱さや欠点、勝利の喜びや敗北の屈辱を味わうことが許されない、ということなんだから。一九一六年生まれの黒人女性である祖母の教えは、ドナルド・トランプがなぜアメリカ大統領になれたのかを理解するのにも役立った。

大学の前で両親のミニバンを降りたとき、僕は振り返らなかった。ニューハンプシャー州ハノーヴァーはノーマン・ロックウェルにゆかりのあるニューイングランドの三つの町の一つだが、僕はここでも早く大人になりたくてうずうずしていた。私立の進学校《プレップスクール》に通う裕福な子供たちが住み、風にマツの香りがまじるハノーヴァーでは、パトカーのサイレンが鳴り響くこともなければ、武器を怖がる必要もなかった。僕は、フレッシュ・エア基金〔低所得者層の子供たちに向けたアウトドア活動の推進と支援をおこなうニューヨークのNPO団体〕のイベントに参加した体験が子供時代の自分を作ったというブロンクス出身の学生や、モービー〔樹の皮を煮出したものにスパイスや砂糖を入れた飲み物。西インド諸島東部で広く飲まれている〕を教えてくれたカリブ系カナダ人、雪を見たことがない南部出身のブラザーたちと行動を共にするようになった。僕には若さゆえの自信があり、それを裏づけるだけの準備もしていた。だから自分の実力を試す気満々で授業に臨んだ。

　そしてあっという間に閉所恐怖症に陥った。黒人と褐色人種からなるわれわれのコミュニティは、八週間で全員と顔見知りになってしまうくらいに小さかったんだ。学内で優勢を誇る言葉遣いと慣習は、黒人が自分らしくいられる道をほとんど残してはくれなかった。外部講師による講演やコンサートは、われわれの文化的生活と接点がないものばかりだったし、殺伐とした都会から僕たちがなぜその森の町にやってきたのか、理解してくれる指導者もほとんどいなかった。ちょっとへまをしただけで、みな家へ帰された。成績が悪かったり、公共の場で酔っ払ったり、寮内で喧嘩したりすると、黒人の学生は退学させられ、その多くは戻ってこなかったが、友愛会《フラタニティ》に所属している白人学生は、酒に酔って誰かをレイプしてもなぜかお咎《とが》めなしで大学生活を満喫していた。そうした納得のいかないことを忘れようとアルコールやマリファナや、もっとハードなものに走れば、われわれ黒人はさらに危険な崖っぷちから突き落とされるはめになる。こうした経験から、黒人男性だけに別のルールと圧力が課される伝統的な権力構造がこの国にはあり、その中で社会人になるんだと覚悟した。

　こんな経験をするために、僕は親に借金をさせてまで大学に進んだのか。そこで僕は、生まれ育った街とはまるで違う何だって可能に思える場所で、与えられた時間を思う存分楽しむことにした。語学留学でリヨンのフランス人家庭にホームステイし、ナイキ・エアフォース1をきれいに洗ってモアハウス大学との交流会の〝ファッション・フライデー〟に出かけ、ハワード大学のホームカミングデー〔年に一度おこなわれる、在校生と卒業生の絆を深め、愛校心を培うためのイベント〕の週末には、DCアーモリーのステージに立つ巨漢のラッパー、〝ビギー〟ことノートリアス・B.I.G.を、口をぽかんと開けて見ていた。僕の成績はその日の気分や、キャンパスに友人たちがいるかいないかで上がったり下がったりした。それでもとにかく必死に勉強し、四年間で成績を飛躍的に伸ばして、医学部《メディカルスクール》に進む資格を得たんだ。

　あっという間の四年間だった。卒業式の来賓は、他人を批判するのはきわめて簡単だが、何かを創造するのはじつに難しいと力説した。成功を収めつつあったにもかかわらず、僕には自分の能力を疑ってしまう癖があった。体《てい》のいい言い訳なしに失敗するくらいなら平凡な結果に終わるほうがいいと、途中で諦めてしまうことも。スキルアップを図り、動機を明確にして、不安を解消する――僕にはまだそこまでの覚悟ができていなかった。競技場で汗を流すより、気楽な傍観者でいたかったんだと思う。そんな気持からか、四年生の春もなかばを過ぎた頃、僕は卒業に関係のない授業に出るのをやめた。そして、その授業が必須科目だったことを、卒業式の二週間前にEメールで知らされたんだ。電話での白熱したやり取りと学部長との面談により、なんとか卒業を許されたが、卒業式で学位記を受け取ることはできなかった。本当なら、大学卒業を祝って飾りたてられた緑豊かなキャンパス、そして行く手に待つ医学部進学で、明るく楽しい卒業式になっていたはずなのに、とてもじゃないがお祝いする気分にはなれなかった。おじやおば、父方と母方双方の祖母が駆けつけてくれた卒業祝いの夕食会でも、喜んでいるふりをしていた。それでも誇らしげな父を見ているうちに、批判するより何かを創造することのほうが大事なんだと思えてきたんだ。自分の不注意さが本当に悔しくて、僕は心を入れ替え、父の支えと言葉を頼りに気持ちを集中させた。そして、目標に向かって邁進することを誓った。医学部では自分で自分の足を引っぱるような真似はしない、と。

僕はシカゴ大学医学部に通うためにサウスサイドに戻った。どこにいても一〇分も歩けば必ず森にぶつかる、背後を気にすることなく物思いに耽《ふけ》ることができるハノーヴァーののどかな生活にすっかり慣れてしまっていた僕は、争いと暴力に牛耳《ぎゅうじ》られた世界に順応し直す必要があった。デフォルトだったしかめっ面が戻り、まわり道していちばん安全なルートを通る日常も戻った。ある日、五六番通りを東に向かって歩いているとき、医学部の同級生の「ハーイ、トム！」という明るい声に、僕はストリート用のしかめっ面から、白人に恐怖心を抱かせないための作り笑いにさっと切り替えた。彼女は僕をハグしたあとで、近くに来るまであなただとわからなかったと言った。僕の世界は人種分離によって定められ、白人用の場所ではそのルールに則って振る舞うのだが、クラスメートにはそうした障壁は見えていない。僕にとってのシカゴは、北はルーズヴェルト通りから南は九五番通りまでなのに、クラスメートはハイドパーク地区から、はるか北の博物館やバーまで行くことができる。彼らからリヴァーノースにあるステーキハウスやレイクヴューのライブハウスに誘われることもある。以前なら自分が足を踏み入れるなんて考えられなかった場所だよ。アイビーリーグを卒業し、医学部に通う学生だからといって、他のアイビーリーグ出身者と同じようにこの街を満喫する勇気が僕にあるだろうか？　ノース・ミシガン・アヴェニューをわが物顔で闊歩できるか？　リンカーン・パークにあるショップに気楽に出入りしていい？

そうした疑問の答えは、一九九九年の夏にわかった。ノースウェスタン大学の卒業式を数週間後に控えた二二歳のロバート・ラスが、交通違反の取り締まり中にシカゴ市警の警官に射殺されたんだ。ラスと僕はどちらも黒人で、中流階級に属し、学生だった。処刑されたとき、ラスは僕より数歳若かった。おたがい面識こそなかったが、ラスもまた白人より二倍優秀で、勉学に勤しみ、同じようにルールを守ってきたことを彼の両親の記者会見で知った。僕と同様に彼も、世界のどこででも成功できるように準備していたんだ。しかし学歴や地位は彼を守ってはくれず、それは僕にも言えることだった。ラスの両親は息子の卒業を祝うどころか、息子の棺の前で泣くことになってしまった。シカゴが完全に僕のものになることなどありえない。この地に深く根づいた古臭い理屈のせいで、われわれはそれぞれの居場所を定められているんだ。

ジャネット、脚のことは本当に気の毒だった。君の身に起きたことはあってはならないことだが、これが銃とのはじめての遭遇でないこともおたがいわかっている。ラリーやロバートやベンジーを生き返らせることはできないし、君の怪我をなかったことにもできない。それでも出血を止め、痛みをやわらげるために、僕は最善を尽くすつもりだ。僕が今ここにいるのは、もっと大きなものと、そう、一〇〇年以上前からここサウスサイドに暮らす人々と自分がつながっていることを教えてくれた、家族とコミュニティのおかげなんだ。僕の使命は、ベンジーのような人、ラリーのような人、ロバートのような人、そして君のような人を治療することだ。僕の背中を押し、僕という人間を形作ったこのコミュニティで、救急救命を必要とする人々を救うことだ。ここで働いているからこそ、僕はがんに侵されてしまった小学六年生のときの体育の先生に酸素吸入をおこなうことができるし、初期の認知症を患う母親のために複雑でわかりにくい制度を利用する友人の力になってやれる。君にぜひ知ってほしいことがある。このコミュニティが、ひいてはそこに暮らす君たち一人ひとりが、僕にとってはかけがえのない存在なんだ。いらいらしているときも疲れているときも、この病院やその代理である僕に君たちが憤慨しているときでさえ、僕らは家族だ。

ここまでの話を聞いて、ひょっとすると君は僕のことを知っている、どこかで聞いた話だと思っているかもしれない。家族の誰かのことを思い出しているかもしれないし、高校の同級生に似たような生徒がいたかもしれない。サウスサイドに深く関わり、病人の世話をして、みずからをもっと大きなものの一部と考えている人々を、君はきっとほかにも知っているだろう。ここに暮らす人々の役に立つこと、それが僕のライフワークだ。この手紙を書いたのは、君が僕に〝診て〟ほしいと思っているように、僕も君に〝見て〟ほしいからなんだ。僕らはみな、ともにここにいるのだから。

前進あるのみ。

トーマス・I・フィッシャー

4　二〇一九年一一月（パンデミックの前）

残り物のローストチキンをオーブンで温めているあいだに、ガスコンロでケールを炒め煮にする。今日は午後六時から午前二時までのシフトだ。夜勤の日は、慣れない時間に働くせいでいつもより疲れるし、腹も空くので、前日から入念に準備を整える。仕事が深夜にまでおよぶと、欲求不満は怒りに、不安はパニックに変わることはずいぶん前に学んだ。だから食料品の買い出しにいき、会議に出て、ジムで汗を流したあと、午後二時から二時間ほど仮眠を取る。今はその仮眠から起き出して、病院へ向かうまえにボリュームたっぷりの食事を用意しているところだ。いつもうまくいくとはかぎらないが、私がめざす、患者の話を熱心に聞く、忍耐強くて親身なドクターでいるにはこのルーティンがいちばん効くのだ。まずタンパク質と野菜を摂取し、あとから炭水化物とカフェインで空腹を落ち着かせる。今日は右胸に臙脂《えんじ》色で名前が刺繍されたグレーのスクラブにする。胸ポケットに使い捨てのペン、後ろポケットに携帯電話、襟《えり》にIDカードを留める。ラッシュアワーの渋滞に引っかかるのを予想して、早めに相乗りサービス《ライドシェア》を呼ぶ。

いつもどおりの時間に病院に到着し、待合室を抜ける。左手にある車椅子専用スペースで、六人の患者が三列に並んで待っている。男性、女性、高齢者、若者、太っている人、痩せている人。誰もが冬用のコートとニット帽で着ぶくれしている。背中を丸め、口を開けて居眠りしている人もいれば、車椅子の上で背筋をぴんと伸ばし、通りすぎる私をじっと見ている人もいる。全員が疲れきった顔をしている。待合室の残りの部分には、教会の地下室に積み重ねて置いてあるような、臙脂色のプラスチックの座面に金属製の脚がついた椅子が何列も並んでいる。どの椅子も服を着こんだ人で埋まっている。隣の席の人に小声で話しかけている人、指先で膝の上をこつこつと叩いている人、顔を歪《ゆが》めている人もいれば、目に見えない誰かに話しかけている人も二人いた。携帯電話で話をしながら椅子と椅子のあいだの通路を行ったり来たりしている人も。ぴりぴりした空気とざわめきが部屋を満たしているが、今のところは怒鳴り声もしなければ、喧嘩も起きていない。二台の壁掛けテレビではブルズの試合が無音で流されている。われらがブルズは負けていた。

今日、私は救急外来の迅速評価部（RAU）を任されている。とにかく慌ただしい部門だ。その役割は看護師によるトリアージのあとで患者を診察し、検査をオーダーして治療を開始してから、救急医療科のどの部門に治療を引き継ぐか決めることだ。看護師と救急医療技師、それに私と患者のやり取りを記録する医療書記のエヴァンから成るチームで、六つの評価診察ブースを担当する。廊下の両側に三つずつブースがあり、中にはリクライニングチェアが一つ置いてあって、入口にはカーテンが引かれている。三人一組で患者を診察し、検査をオーダーし、エヴァンが書いた記録内容に手直しを入れ、患者を各部門に振り分ける。忙しいときは一時間に一〇人の患者を診ることもある。患者一人に六分の計算になるが、患者自身に割かれる時間はさらに少ない。患者と話をするのはその六分のうち三分で、残りの三分はパソコンの前に座って治療や診断をオーダーし、やり取りを記録する。つまり、目の前の患者を診る時間が三分しかないのだ。

　そのあいだも電子カルテが、患者が医師の診察を受けるまでの時間を記録している。〝入口から医師まで《ドア・トゥ・ドクター》〟時間として知られるこの評価基準では、患者の到着から診察までの時間が短いほどすぐれた病院と見なされる。これが長い病院は医療の質が低いと判断されてしまうのだ。迅速評価部で検査や治療を開始することで、私は〝入口から医師まで〟のストップウォッチを止めたことになる。ここで言う〝医師〟は私だが、患者一人をわずか数分診るだけではたして診察と呼べるのだろうか。患者が服を着たまま椅子に座っていては、充分な診察などできるわけがない。患者の話に耳を傾ける時間もなければ、痛みをやわらげてやる余裕もほとんどない。この状況では、私が数十年にわたって培ってきた技術や見識のほんの一部しか提供できない。それでも、ときにはそんな小さな窓からでも生死に関わる疾病《しっぺい》を見つけて、結果に影響を与えることができる。もう少し時間と人手と設備に余裕があれば、風邪や発疹や捻挫《ねんざ》くらいの単純な問題ならその場で手当てして帰宅してもらえるとわかっているのに、それができない、あるいはやらないから、患者と医師の双方に不満が残るのだ。

　待合室を通りすぎ、RAUの自分のパソコンの前まで来ると、お決まりのキーボードの掃除に取りかかる。除菌シートで何度か拭いてキーボードが完全とは言えないにしろ、きれいになったら、面倒なログイン手順に従って次から次へとパスワードを打ちこむ。そうしてようやく電子カルテのランディングページを開く。ＥＲ全体の受付済み患者の進捗状況を追うトラッキングリストだ。診察待ちの患者が三八名。そのうちの二名は六時間半待たされていた。

ＲＡＵと待合室のあいだにある施錠されたドアからクレイグ救急医療技師が入ってきた。青いスクラブ姿の彼は、牧師を思わせる抑揚のあるバリトンの持ち主で、首から下げた病院のＩＤカードの前面に子供の写真を入れている。長年の同僚として拳と拳《フィストバンプ》を軽く突き合わせて挨拶したあと、調子はどうだ、とクレイグが聞いてきた。

「万事順調だよ、ブラザー。そっちは？」

「まあまあかな」クレイグはそう言ったあと、待合室にいる六八歳の女性について話しだす。もう五時間待っていて、息子さんが家に連れて帰りたがっているという。「行くか」と私は言い、クレイグに続いて施錠されたドアを抜け、待合室に向かう。

トリアージナースは待合室の一角に専用の半個室を持っていて、そこで患者の問診や観察をおこない、バイタルサインを測定する。問題の女性の家族に会う前に、私は看護師の背後にまわり、日勤の医師がオーダーしていた検査の結果にざっと目を走らせる。女性は腎不全だとわかった。クレイグが女性の息子を呼びにいく。その男性は黒のベレー帽を斜にかぶり、黒いレザーのトレンチコートの裾が床をこするほど長い。クレイグ曰く「かつてのポン引きスタイル」だ。

「やあ、先生《ドク》、どうも、どうも」

「こちらこそよろしく、親友《ファム》」私たちは黒人同士らしくフィストバンプで挨拶する。「お母さんを家に連れて帰りたいとのことだけど」

「そうなんすよ、ドク。五時間も待たされて、俺もおふくろもくたくたで。明日出直してくるんじゃだめですかね?」

私は彼の肩の向こうに目をやるが、車椅子に身を沈めている大勢の人たちのどれが彼の母親かわからない。それでも帰らないほうがいいとアドバイスする。「検査の結果を確認したんだが、お母さんは腎臓に問題があるらしい。どうやら悪くなったのは最近みたいだな。長いこと待たせて申し訳ないが、もう少し待てないかな? けっこう重そうなんだ。腎臓の機能が低下している原因を突きとめて、治せるかどうかやってみないと。あとどれくらいかかるかはっきりとは言えないけど、なんとか順番を早めてもらうから」男性は腰に手を当て、大きなため息をついて天井を見上げると、わかったとうなずいた。

彼をさらなる待ち時間地獄に放り出したような気分だった。五時間はさすがに長すぎる。私はRAUに戻り、自分のデスクの前を素通りして廊下を進み、看護師長に直接この腎不全の患者のことを伝えにいく。看護師長は女性の診療を優先すると請け合うが、状況が何も変わらないのもわかっている。当院のベッドはすでに満床で、診療を待っている患者の順番を見直し、あの女性が命に関わる病気だとわかったところで、病室が空くのを待っている重症患者リストの先頭にはなれないかもしれないからだ。重病患者のためにわれわれがすべきことと、限られた医療資源でわれわれにできることのギャップは、私が抱える最大のフラストレーションだ。焦燥感に首筋が熱くなる。普通ならこれは腹が減ったり疲れたりしているときに出てくる感情だ。まだ早すぎる――シフトは始まったばかりだぞ。私は深呼吸して怒りの種火を消そうとする。人間に病はつきもので、われわれはここで最善を尽くしている。自分にそう言い聞かせる。私たちは〝入口から医師まで〟時間にこだわるが、迅速に患者を〝診た〟ところで、患者に必要な治療を提供できないなら、何の意味があるのだろう？　必要なときに必要な医療を提供する方法はあるのか？　私は毎日、大岩を山頂まで押し上げては、その岩がまた坂を転がり落ちていくのを眺めている〔ギリシア神話の『シシュポスの大岩』のこと。コリントの王シシュポスは死後地獄に落とされ、大岩を山頂に押しあげる罰を科されたが、岩は頂上近くで必ず転がり落ちる。果てしない徒労の意〕。

「大事なのは今日！」気持ちを落ち着かせるように、くり返し自分にそう言い聞かせる。日勤より夜勤のほうがいいという看護師たちのおしゃべりが、私を今ここにある確かなものにつなぎとめてくれる。自分のデスクに戻ってパソコンに向かい、いつもの仕事に取りかかる。エヴァンと二人で六つあるブースのはじめの三つに入っていく。最初の患者はピンクと黒のヒジャブを着けた三三歳の女性。妊娠二か月で、二日前から出血が続いていると訴える。これが二度目の妊娠で、一度目は何事もなく出産を終えた。現在、左の脇腹に痛みがあり、それが心配だという。私も同じ気持ちだ。子宮外妊娠かもしれない。受精卵が子宮ではなく卵管に着床してしまう、命の危険を伴う妊娠である。黒いシャツの上から腹部を押してみたが痛みはない。ドアがある部屋が見つかりしだい、尿検査と血液検査と超音波診断をおこなう旨を彼女に伝える。ここまで三分。

次はグレーのセーターにジーンズ、磨きあげられた茶色のブーツという格好の、健康そうな四〇歳男性。排便をしたら便に血がまじっていた、今日だけですでに四回出たと、冷静な声で話す。ポケットからiPhoneを取り出し、写真を見せる。便器に感謝祭のクランベリーソースを流したみたいに見える。バイタルは正常、表情も穏やかで、歳より若く見える。採血のあと、精密検査をおこなうために専門の診療科に案内すると伝える。三分。

三人目は〈ティンバーランド〉のブーツに黒のダウンコートを着た二七歳の男性で、背中の痛みを訴えている。ここERでもっとも多い症状だ。しつこい背部痛の大半は病気と関係のないものだが、それでもありふれた痛みの中に腎臓結石や脊椎《せきつい》感染症、大動脈瘤《りゅう》のサインが隠れていないか探す必要がある。動くと痛むと言うが、気がかりな徴候はなし。痛み止めの湿布をオーダーしてから、今後の治療は、裂傷の縫合や足首の捻挫へのテーピングなどの処置をする低緊急エリアで続けることを伝える。三分。

三人の患者とのやり取りはすべて同じように始まった。「どうも、ドクター・フィッシャーです。こちらは医療書記のエヴァン。われわれはチームで仕事をします。エヴァンは私たちの会話を記録します。それで、今日はどうされましたか？　どうして病院に？」エヴァンは二〇代の白人男性だ。彼がベージュのスクラブを着ているのは医療従事者と区別するためで、私たちのスクラブはブルーだ。エヴァンはいつでも準備万端で落ち着いているが、私たちは友だちというのとは違う。軽口を叩いたり、雑談したりもせず、あくまで仕事上の関係だ。彼と組むことで生産性がかなり向上した。三人の患者を診たあと、次の九分間は自分のデスクでオーダーを書き、エヴァンが入力した内容を承認し、ときには修正を加える。効率的ではあるが、退屈に感じることもある。患者の診察はあっというまに終わるものの、なぜ患者が今、今日という日に、病院を訪れたのかという本当の理由を解き明かす細かな質問をする時間はほとんどない。大抵は、するまでもない質問ばかりしている。どこが痛みますか、痛みをやわらげるためにしてみたことはありますか、何をしたら悪化しましたか。しかし私が知りたいのは、ERの診察室でたった三分間私の前に座るため、彼らがこの病院へ来ようと決めるまでの紆余曲折なのだ。そういった細かい事情を知らないと、シフトの最初の四時間が終わる頃には頭の中で患者がまざり始めて、診察した三〇から四〇名の大半は思い出すのが難しくなってしまう。

最初の三人の診察を終え、大急ぎで事務作業を片づけると、次の三人が待つブースへ向かう。集中力が高まり〝流れ《フロー》〟の中に入ると、私は口数が減る。そのかわり、気がつくと仕事の合間に口笛でくり返し同じ曲を吹いている。今日はダニー・ハサウェイの『ディス・クリスマス』だ。

次の患者は一筋縄ではいかない。茶色の髪を雑なドレッドに編み頭のてっぺんでまとめた四二歳の女性で、アニメのキャラクター〝トゥイーティー〟のスウェットパンツをはき、ショート丈のシャツから妊娠線の浮き出たお腹がのぞいている。瞼《まぶた》は垂れ下がり、目の焦点も合っていない。椅子の上で体を揺らしながら「誰か助けて」とひたすらくり返している。部屋のカーテンでは彼女の悲鳴をさえぎりきれず、くり返すその声は少なくとも一五分前からかすかに聞こえていた。ERでは苦痛の声は日常的なBGMで、とくに珍しいことではない。だから彼女のうめき声も、診察の順番が来るまで聞こえないふりをしていた。

だが今は目の前に彼女がいて、私は全神経を彼女に集中させる。彼女は目を開けようとするが完全には開かず、集中力も数秒しかもたない。彼女は切れ切れに、息切れがする、足から血が出ていると訴える。カルテから、彼女は糖尿病で透析を受けていることがわかる。「昨日は透析に行きましたか?」

目を閉じたまま彼女がぼそりと言う。「いいえ」

「どうして行かなかったんですか?」

「寒かったから」

「病院の送迎車は迎えにこなかった?」

「いつもバスで行くから」靴下と靴を履いていても、彼女の足からは腐りかけた肉の匂いがしている。糖尿病が生きたまま彼女を蝕《むしば》んでいるのだ。これは足を切断することになるかもしれない。エヴァンは猛烈な勢いでメモを取っている。私はオーダーを決め、それを頭の中に入れてから次へ進む。

前の患者が重症だったせいで、今度の三五歳の不定愁訴の女性のことはあまり記憶に残っていない。彼女があれこれ悩んでいるのはわかるが、どう見ても健康なので、とりあえず形だけ診察しておく。ブースには私が座る椅子はないので壁に寄りかかり、片手を腰に当てて、「はい」「いいえ」ではなく、自由回答を求める質問をする。私は似たような順序で質問することが多い。これなら死ぬほど疲れているときや気が散っているときでもこなせるからだ。私は彼女の答えをほとんど聞き流していたが、エヴァンがしっかり記録していることはわかっている。彼女を完全に無視しているわけではないものの、頭の中ではまだ前の患者にどんな投薬と検査をオーダーすべきか考えている。私たちは「何か質問はありますか?」で診察を締めくくり、スペイン語しか話せない六三歳の男性のところへ移動する。

通訳タブレットをブースに持ちこむと、画面にスペイン語のライブ通訳者が現れる。ウェブ上のどこかにいるこの眼鏡をかけた男性は自己紹介したあと、「では始めましょう」と最初は英語で、次にスペイン語で告げる。患者は薄くなり始めた白髪頭と朗々と響く声の持ち主だ。彼は椅子から立ちあがり、茶色のセーターをめくりあげると、タブレットに向かって大きな腹を揺らしてみせた。「お腹にまた水が溜まった。これを抜いてほしい。陰嚢《いんのう》も腫《は》れている」と通訳者が私に言う。私たちは持ち時間の三分を使って、なぜこんなに腹水が溜まったのか、前回来院したときはどんな処置をしたのかといった話をする。私がオーダーを検討していると、患者が隣に座っている付き添いのおばのことを聞いてくる。グレーのスウェットの上下に黒いコートを羽織り、眼鏡をかけ、銀髪をきれいに整えた八〇歳くらいの女性だ。彼女もスペイン語しか話せず、運転もできない。一晩入院することになるなら、彼女も一緒に泊まれるかどうかを知りたがっている。

家に帰る手段がないから、と。その場合は車で彼女を家まで送ることもできると知らせて、ブースを出る。パソコンの前に戻り、透析をすっぽかして足に感染症を起こした女性へのオーダーを思い出し、次に全身性浮腫《ふしゅ》（〝腫れ〟を意味する医学用語だ）の男性、最後に漠然とした不安を訴えていた女性のカルテを、この順番で入力する。

シフト開始から一時間、看護師たちが交代し始めた。次の患者たちをブースに通すまでの診察の切れ目に、私は水と氷のディスペンサーから変なにおいがすることに気づいた。環境サービスのバーニーにそれを伝えてから、待合室にいる患者の検査結果を確認し、腎不全のあの高齢女性がまだ待合室にいるかどうかを確かめようとトラッキングリストに目を通す。ERのベッドはすべて埋まっているため、現在は救急車の受け入れを断わっている状況だ。私が出勤してきたとき三六人だった診察待ちの患者は四三人に増えていた。

待合室にいる老婦人の家族だという三人が、治療エリアに通じる施錠されたドアの前にやってきたため作業を中断する。ドアの上部にある窓から見えるのはいちばん長身の男性だけだ。黒いダウンコートを着ていて、髭《ひげ》に白いものがまじっている。彼が手を振って呼ぶので、私は自動ドアを開けた。私は戸口のこちら側、彼らはあちら側にいる。男性の年齢は五〇代くらい、彼を挟むようにして立っている若めの女性二人は妹だろうか。

「やあ、兄弟《ブラ》。六時間も待たされているんだが、おふくろがひどく痛がっていて」

「ああ、それは申し訳ない。どなたの息子さん？　お母さんの名前は？」

「デマリス・ウィルソン」

「本当だ。長く待たせて本当に悪かったね。お母さんに鎮痛剤のタイレノールを処方できるかどうか確認するよ」妹らしき女性の片方が舌打ちし、呆れたとばかりに目をむいた。私は彼らと握手を交わしてデスクに戻る。

私にしてやれることは実際それくらいしかないのだ。八年間の研修と、医師としての二〇年近いキャリアにもかかわらず、私にできるのはタイレノールの処方と謝罪と握手だけ。カルテの内容によってはタイレノールすら出せないこともある。無力感に襲われ、首の後ろがまた熱くなる。

ウィルソンさんのカルテを探し始めたちょうどそのとき、治療エリアのほうから青いサッカーユニフォームを着た中年女性が歩いてきた。責任者に会いたいと言う。

「痛みがひどいから点滴を打ってって言ってるのに、あの人何もしてくれないんだけど」

私はたしかに責任者だが、彼女の主治医ではない。「担当医は誰ですか？」

「トニーって人」

「痛みがあるのはつらいですね。早く良くなるといいのですが。トニーは優秀なドクターです。彼なら必要な治療をしてくれますよ」当たり障りのない私の言葉に彼女は首を横に振ると、小声で何かつぶやきながらのろのろと自分のブースへ戻っていく。私はウィルソンさんにタイレノールをオーダーしてから、パソコンのトラッキングリストに目を通す。腎不全の女性はまだ待合室にいる。

シフト開始から一時間半、次の患者三名の診察準備が整う。一人目は一八歳の女性。シルクのボンネットで頭をすっぽり覆い、脚に張りつくようなグレーのスウェットパンツに赤いTシャツを合わせている。アゼリアと名乗るその女性は、一音一音をゆっくり、注意深く、慎重に発した。おりものがあるのだが、避妊リング《IUD》を使っているから妊娠はありえない。とりあえずすべての検査を受けたいとのこと。これは簡単なケースだ。性感染症の検査なら一日に何度もおこなっている。われわれが提供する医療サービスは、行き場がない患者や、ERの匿名性を歓迎する患者にとって、なくてはならないものであると同時に、公衆衛生上、不可欠でもある。シンプルだが効果的な予防に一役買うことができると思うと、疲れが吹き飛ぶ気がする。自分が性感染症に罹《かか》っていることがわかれば、誰かにうつす可能性が低くなるからだ。私はアゼリアに血液と尿のサンプルが必要だと知らせ、採尿カップを渡してトイレの場所を教える。

　隣のブースにいたのは、ライトブルーのジーンズに白いスウェットシャツを着た、ひょろりと背の高い一八歳の女性だ。ニコールの肌は褐色で、長い髪を三つ編みにしている。学校で女子生徒のグループにけしかけられて高いところから飛び降りたせいで、顎《あご》を痛めたという。冷静に話してはいるが、顔と同じくらい心も傷ついているはずだ。付き添ってきた母親は、気が気じゃないとばかりに娘から片時も目を離そうとしない。私は、首に痛みはあるか、気を失わなかったかと尋ねる。彼女はどちらもないと答え、はっきりとした発音で理路整然と話す口ぶりは、脳震盪《のうしんとう》や顎の骨折の懸念を払拭するものだった。治療そのものは簡単だが、怪我に至るまでの事情ははるかに込み入っている。安全な学校生活についてソーシャルワーカーと話したいかと尋ねると、母親は「はい」と答え、娘は「いいえ」と答える。私は、低緊急エリアで治療を受けるあいだに二人で話し合って決めてほしいと伝える。

このグループの最後は、発熱と関節痛を訴える四五歳の女性だ。これは全身性エリテマトーデスによる症状だと彼女は言い、下痢止めの抗生物質も服用していると続ける。身に着けている病院着と帽子と靴下はすべて家から持参したものだ。白髪まじりの髪に褐色の肌、眉間には深い皺《しわ》。実際の年齢よりだいぶ老けて見える。彼女は何度も話を脱線させては、痛み止めがいかに必要かを強調する。

「先生、助けていただけますよね？　ジラウジッド〔依存性が極めて高い麻薬性鎮痛剤〕が必要なんです」

「ええ、助けますとも。それで今日はどうして病院に？」

「言ったじゃないですか。関節が痛むんです」

「わかりました、それなら対処できます。でもその前にいくつか質問させてください。痛みは前からあったものですか、それとも最近になって出たもの？」

「質問はもうたくさん！　いいから鎮痛剤だけもらえません？」

この三人のグループで臨床的判断が難しいのは彼女だけだ。発熱と関節痛の原因は感染症かもしれないし、全身性エリテマトーデスの悪化も考えられる。そこで両面から評価することにする。毎日麻薬性鎮痛剤を摂取している者は、しばらく使用しないと痛みを覚えることがある。今日の痛みは病気のサインか、それとも鎮痛剤の常習からくるものか？　三分では見極められない。私は彼女に非麻薬性鎮痛薬を与えて高緊急エリアに送り出し、向こうにいる医療チームに謎を解いてもらうことにする。それから自分のデスクへ戻り、カルテを作成しオーダーを入力する。調子が出てきて、指が飛ぶように動く。

次から次へと患者を診ているせいで、何か忘れている気がする。あの腎不全の高齢女性はそろそろ治療を受けているだろうかと思い、トラッキングリストを見ていると、ソーシャルワーカーのフランキーが私を探しにくる。フランキーは学校で飛び降りた女子学生のニコールに会ったと言い、彼女の精神状態に心配な点はあるかと私に尋ねる。正直言ってわからない。詳しい事情を聞かなかったからだ。そこまで踏みこんだ話をしていないから、ニコールが学校でいじめに遭っているのか、あるいはうつ病を患っているのかもわからない。私は肩を落とし、深いため息をつく。もっといろいろ質問するべきだった。私が彼女にかけた時間はたったの三分。とてもじゃないが足りない。

私がここで、ほかでもない自分のコミュニティのこの病院で、地域住民たちの治療に当たっているのは、それが私の使命だと、あるとき決めたからだ。同胞を慈しみ、その傷を癒やして、痛みを取り除くことが。なのに、それができていない。腎不全を患うおばあちゃんにはベッドを用意してやれず、学校でいじめに遭った妹に何か危険なサインはないか調べる時間もない。患者の中にはこれが助けを得られる最初で最後のチャンスという人もいるのに、その一度きりの機会を私たちがつかみ損ねてしまったら、患者は安心や安全、自由や平穏を得るチャンスを逃してしまう。だがここには苦しみがたくさんありすぎて、既定の診療時間や医療資源ではとても足りない。耳がかっと熱くなり、みぞおちのあたりがざわついた。それが怒りか屈辱か、それともあきらめなのかはわからない。だが、今はそんなことに気を取られている暇はない。考えるのは後にしろ。まだ診なければいけない患者がいる。フランキーが立ち去り、私はカルテに目を戻すが、あとでまたニコールのことを考えてしまうことはわかっていた。

だがまずは目の前にいる五五歳の男性だ。白い革のメッシュサンダルに白いポロシャツ、ダメージ加工を施した白のスキニージーンズという洒落た装いだ。髪には白いものがまじり、脚を組んで、そしてすっかりハイになっている。歯がないことを除けば、年齢よりかなり若く見える。

「今日は、更生施設に行けるかどうか調べてもらいにきた」

「更生施設？　何を使っているんです？」

「ムショを出てからずっと死体防腐処理用薬液でラリってる」コカインやヘロイン中毒の話は毎日のように聞かされる。覚醒剤もまれにあるが、死体防腐処理用薬液？　もっと質問しなければ。

「それを飲むんですか？」

「いや、煙を吸うんだ」

「液体なのにどうやって煙を？」すると彼はげらげら笑い、ティーバッグを薬液に浸して、その茶葉をタバコのように吸うんだと説明する。そして信じられないという顔で私に言う。「初耳かい?」死体防腐処理用薬液の煙を吸うなんて話は聞いたことがない。二〇一六年に出所してからずっと吸っていると彼は言う。「こいつを吸うと、何となく愉快な気持ちになるんだ」彼は陽気で、人を惹きつける魅力があり、看護師たちにお世辞を言い、ジョークを飛ばし、サンドイッチを所望する。担当看護師は彼のジョークと私の無知に声をあげて笑い、〝死体防腐処理用薬液〟はペンタ《P》クロロ《C》フェノール《P》を表す隠語だと教えてくれる。しかし彼にはPCPを使うたいていの人に見られる攻撃性がない。私は薬物依存症患者を解毒するエリアに彼をまわす。そこでフランキーが更生施設を紹介することになるだろう。彼の魅力的で愉快な人柄が、ほんのいっときERに魔法をかけた。彼に会ったことで、私も少し心が軽くなる。

次は右手を油で火傷《やけど》した女性だ。肌は褐色、体は大柄で、グレーのパーカーのフードをかぶっている。右手はビニール袋で覆われている。態度に緊張が見られ、声も震えている。私は手のことを尋ねる。

「先月、職場で火傷してしまって」

そのときは別の病院で患部を洗浄して包帯を巻いてもらった。しかし経過観察のために紹介された熱傷クリニックには、保険に加入していないため行かなかった。今、彼女は泣きながら私に言う。「痛いし、嫌な匂いもするんです。化膿してるんだと思います」ビニール袋をはずすと悪臭が一気に広がり、吐き気を催しそうになる。明らかに感染症を起こしている。腱や骨が見えていて、焼け落ちていない皮膚組織も腫れあがっている。彼女は右手を動かすことができなかった。

私は火傷を負っていないほうの手を両手で握った。「来てくれてよかった。傷は痛むだろうし、不安でしたよね。少し大変な処置になるけれど、治りますよ」それを聞くと彼女は涙を流して泣き始め、看護師がティッシュを探す。

「熱傷の専門医と手外科医にも声をかけます。だけど、まずは鎮痛剤を飲んでもらって、レントゲンを含めいくつか検査をします。それが済んだら熱傷専用ベッドに移って、治療を始めましょう」

　彼女は泣き続け、私と視線を合わせるのを避けている。もう少しそばにいてやれればと思うが、待合室にはまだ患者が四〇人もいる。ここまで三分。

　喉がつかえた。この女性は激しい痛みに苦しんでいる。しかもその痛みに長いこと耐えてきたのだ。そのうえ、痛むのは手だ。普段あまり使わない部位に治りづらい怪我をしたのとはわけが違う。右手なのだ。たぶん彼女が文字を書いたり、仕事をしたり、服を着替えたりするときに使う手だ。その手が腐敗臭を、死の匂いを放っている。彼女はずっとそれを感じ、見て、考えてきた。恐怖や恥ずかしさ、悲しみといった負の感情がぐるぐるまわる、回転木馬に乗っているような気分だったはずだ。これが熱傷だけの問題ではないことはわかっている。しかし私には熱傷に対処するだけの時間しかない。喉のつかえで、ここに留まりたいという思いに駆られるが、それは前に進めとも言ってくる。だから私はそうする。限りなき前進。

　次の患者は、住むところがなくて自殺を考えているという三四歳の男性だ。話が漠然としてとりとめがなく、それでも彼が精神科の薬を服用していることと、最近刑務所を出所したばかりだということはかろうじて聞き取れた。アディダスの青いジャージの上下に、青いアディダス・スーパースター《シェルトゥ》を合わせ、髪はミリタリーカットで、子供みたいにふっくらした頰をしている。刑務所内の隠語を使って話し、態度も刑務所仕込みなのか、こちらと目を合わせようとしない。私は自殺行動につながる危険因子を評価するべく標準的な質問をする。彼は銃を所有していないが、どこで手に入るかは知っている。仕事に就いておらず、どうすれば仕事が見つかるかもわからない。どこからも支援は受けずに路上生活をしている。私たちで彼を救えるかどうかはわからないが、とりあえず精神科医の診察を受けられるエリアへまわす。そこで、彼と同じようにうつ病や希死念慮を抱えて助けを必要としている人たちのグループに加わることになる。彼は私を「サー」という敬称で呼び、時間を割いてもらったことに礼を言う。

　今回のグループはなかなかに厳しかったが、それでも私は口笛を吹きながら入力作業に戻る。若い黒人技師のロブが何か言いたげな顔で私のデスクに近づいてくる。そして先日、看護学校を卒業したことを告げる。ロブが看護師か！　ベアーズの大ファンで、てきぱきと仕事をこなし、人当たりもいい。すぐれた判断力を持つだけでなく、思慮深く思いやりもある人物だ。きっとすばらしい看護師になるだろう。ロブはひと月後にこの病院を去ると言う。私は彼と拳を突き合わせる。

「はじめての給料が出たら卒倒するぞ。看護師は高給取りだから！」

ロブは笑った。「先生、まずは支払いが遅れている請求書を片づけないと。でも自分へのご褒美も考えないと、ですね」

すぐそこで騒ぎ声があがり、私とロブはそちらへ向かう。患者がロクサーヌ看護師に向かってわめいている。痛み止めをほしがっていた青いサッカーユニフォームの患者だ。私はわめき返しているロクサーヌに近づき、腕に手をかけて「挑発に乗らないで」と耳打ちする。ロクサーヌは言葉を呑みこみ、一つ深呼吸をすると、口論を打ち切って患者を部屋に戻す。彼女はまだかっかしているが集中力は戻っている。私たちがみな通ってきた道だ。

次の患者三名がブースに通される。五日前に交通事故に遭った、がっしりした体格の二三歳の男性は、ジムで鍛えあげた筋肉を見せつけるぴちぴちのTシャツを着ている。体じゅうが痛むらしい。レギンスにスウェットシャツ姿の太りすぎの三五歳の女性はめまいとだるさがあり、妊娠しているのではないかと訴える。最後はフランス語を話す三五歳男性だ。私は錆びついたフランス語を引っぱり出してきて、彼が頭痛とめまいに悩まされていることを突きとめる。記憶の底を探り、「咳」を意味するフランス語を思い出そうとしていると、患者の同行者が〝toux〟だと教えてくれる。患者はだるそうだが、同行者のほうはエネルギッシュだ。どちらも隅々まで計算し尽くされたファッションに身を包み、茶色の肌にはシミ一つない。彼らは私がどこでフランス語を学んだか聞かないし、私も彼らがどこの出身か尋ねない。私は何も考えずに次々と仕事をこなし、沈黙を埋めるために口笛を吹く。ランチタイムにハンバーガー用のパテを引っくり返すだけのコックと同じだ。

　自分のデスクへ戻りかけたとき、もう一人診てもらいたい患者がいると看護師が言ってくる。嫉妬に狂ったライバルに金属パイプで殴られて気を失った二七歳の女性が運ばれてきたのだ。私がブースに入っていくと、その女性は欠けた歯を見せてにっこり笑った。笑い声に喫煙者特有の咳がまじり、スポーツチームのスウェットシャツを着ている。

「ベアーズのファン？」

「そう。子供の頃からのね」そして私たちはたちまち、過去二〇年間のベアーズのクォーターバックは全員使えないということで意見の一致を見た。額の左側の裂傷を調べ、ブロンドのハイライトが入った髪にこびりついて固まった血を取り除く。救急医療科には慣れていると彼女は言う。

「四月に職場のプレス機でこっちの指を四本潰しちゃったときにも来たから」彼女が右手を上げて見せると、そこには親指しか残っていない。利き手がつねに親指を立てた〝グッドサイン〟になっていても、彼女に有利なことはあまりなさそうだ。仕事にはまだ復帰できず、今は障害給付金が支給されるのを待っている。明るく陽気にふるまってはいるが、心配だ。彼女の顔の傷を治療し、頭部CT検査をすることはできる。しかし指を失ってしまっては永久に仕事に就けないかもしれないし、障害給付金の申請には複雑な手続きが必要で、しかもほとんどの場合、日常生活に必要な金額より少ない額しか支給されない。

シフトはもはや忍耐力の訓練と化している。準備はしてきたものの腹は減るし、かすかだったいらだちも頭と腹がチクチクする感じにまで膨れあがっている。コントロールするのが難しいこうした感情を紛らわそうとして、悪習に染まってしまうERの医師は多い。ありがちなのはアルコール依存症、過食、無謀な性行為、コカイン――どれもプレッシャーやストレスへの対処法だ。不幸のスピードはけっしてゆるまない。病気の量はけっして減らない。深い絶望がルーティンになることはけっしてない。来る日も来る日も。どんな仕事にも、何かしら忍耐力が試される場面はあるし、いずれは日常となる。どんな仕事にも犠牲はつきものだ。われわれの課題は、苦しみに慣れたり、心が折れてしまったりしないことなのだ。他人の苦しみや自分の疲労に直面しても、つねに人間らしくいられるように努力する。そうやって耐え続ければ、患者は自分自身や世界のことを教えてくれる。だがそれには耳を傾ける努力が必要だ。

八時間のシフトのだいたい半分まで来た。二か月前に脳卒中で倒れた七三歳男性を診るためにブースに入っていく。男性は治療のために入院し、退院後はリハビリに通って、現在は家にいるという。サイドライン入りのグレーのスウェットパンツにグレーのシャツを着て車椅子に収まっている彼は大事に世話してもらっているように見える。付き添っている妻は冬用のニット帽をかぶり、黒のブレザーの襟にはいみじくもスーパーマンのピンバッジが燦然と輝いている。男性の念入りに整えられた白い顎髭のまっすぐなラインに目が留まり、つい不揃いでまばらな自分の無精髭と比較してしまう。右腕には浮腫が見られるが、爪はきれいに手入れされている。彼が愛されているのは明らかだが、調子がよくないのもまた明らかだ。周囲を見まわしてはときおり顔を歪《ゆが》め、そうする以外は口もきかずにぐったりと椅子に沈みこんでいる。妻によれば、状態が悪くなる一方なので連れてきたという。彼は右半身が麻痺し、もう話すこともできないし、頭が混乱して、体力も低下している。どこを目標にしたいかと患者の妻に尋ねる。口には出さなくても、私たちは内心、彼が完全に回復することはないと認めている。妻は言う。「夫に家にいてほしいです。たとえ歩くときに脚を引きずっても、言葉がはっきりしなくても」私は男性の麻痺した脚に目をやり、死が近づいていることを感じ取る。私は自分の父親が歩んできた人生について考える。父は年々老いが進み、白髪も増えてきた。私自身、腰に痛みが出るようになり、網戸の錆びついた蝶番《ちょうつがい》みたいにぎしぎしと軋《きし》む音が年ごとに大きくなっている。みな揃って死をめざし、行進しているのだ。この男性は私たちよりだいぶ前を歩いているが、家族に愛されながらその道のりを一歩一歩進んでいる。彼の衰えについて私たちにしてやれることがどれだけあるかわからないが、何かしらできるだろう。私はフランキーに福祉関係者と連携するよう伝え、検査をオーダーし、ER本体のケアチームに彼を託す。

次の三名の一番手は、もこもこのファーブーツを履き、右の前腕に赤い唇のタトゥーを入れた三九歳の女性。胸の痛みと動悸を訴えている。次は透析を二日受けていない六七歳の男性。ズボンもシャツもチェック柄で、しかもチェックの種類が別だ。最後は椅子の上でボールのように体を丸めた二四歳の女性。二週間、不正出血が続いているという。彼女は開口一番、別の病院でも診てもらったけど虫けら同然に扱われた、と訴える。この言葉が私のリズムを崩した。この瞬間から、患者がごちゃまぜになってしまうどころか、人ではなく、医学的問題が具現化した存在に見え始める。

今回の三名はみな本物の健康上の問題を抱えていて、具体的な処置ができる。胸に痛みがある女性には心電図と胸部X線と各種検査。透析を受けられなかった男性には各種検査と、必要なら緊急透析、骨盤痛と不正出血がある女性には超音波検査。これまでの訓練や経験のおかげでいちいち考えなくても処理ができ、合間に口笛でクリスマス・キャロルを吹けるほどだ。こうした機械的な処理が役に立つこともあるが、いつもそうとはかぎらない。私もよその病院で「あの医者に虫けら同然に扱われた」と言われているかもしれないと思うとぞっとする。それでもこの三件を処理し終えて次へ進む。

次の三名。最初は手入れの行き届いたドレッドヘアの二九歳男性で、血性下痢で来院した。先日、梅毒の治療でペニシリンを投与されたが、それから一週間下痢が続いて体力を消耗している。次の二四歳女性は、充血して目やにが出ている右目を私に見せる。三人目は二三歳の男性で、左前腕に薬物注射の跡があり、そこに膿《うみ》が溜まってずきずき痛むという。汚れたよれよれのTシャツを着て、バギージーンズが破れているのもデザインではなさそうだ。べたつく髪と天使のような笑顔を持つ彼は、このシフトで私が診た唯一の白人患者である。歯がきれいに揃い、英国の純正英語を使い、学があることを感じさせるその話しぶりからも、教育に重きを置く裕福な家庭の出であるのがわかる。

「こちらの腕に疼《うず》くような痛みがあるんです」

「そういう痛みはこれまでにもありましたか？」

「一四歳のときから麻薬を打っていて、数年ごとにこうした腫れ物ができます。更生施設も役に立ちましたが、結局また手を出してしまいます」

　こうした腫れ物は何度も見てきた。ときには折れた注射針が組織の中に残っていることもある。内部に金属片が残っていないか確認するため腕のX線検査をオーダーする。

　この最後の三名の単純な問題は、ここサウスサイドの病院ならではだ。私は集中して正確に診断し、それぞれ三分で診察を終える。効率的な診察が患者の安心につながる場合もあれば、そこに憤りを覚える患者もいる。患者はみな自分の話を聞いてほしいと思っている。そして治療費の請求書を見て驚愕する。しかし彼らの苦情も私のスピードを鈍らせはしない。次から次へと患者をさばきながらも、忸怩《じくじ》たる思いを抱かずにはいられない。この人たちは私に診てもらうために何時間も待っていたのだ。神託を受けるかのように列を作って待っていた人々を、私たちはありきたりな対応で失望させる。彼らからしたら私は、ドロシーがオズの国で見つけた詐欺師の魔法使いと変わらないのではないだろうか。

　自分のデスクに戻り、パソコンに向かいながら、看護師として最初にもらう給料で何を買うかという話をロブとしていると、老人が話に割りこんできた。酒に酔ってご機嫌な様子の彼は、靴下のまま救急科をうろついて、話を聞いてくれそうな人に誰彼かまわず話しかけている。チェック柄のシャツの前がはだけて、裸の胸が見えている。黒いズボンはベルトがはずれてずり落ちそうだ。エミリー看護師が笑いながら彼に近づく。

「おじいさん、どこに行っちゃったのかと思ったわ」

「俺ならここにいるぞ！」呂律《ろれつ》が怪しい。

これには私も笑ってしまい、彼は元いたブースに連れ戻されるあいだも、すれ違う人全員に会釈していた。ちょうど切りがいいので、私は患者用備蓄品からコーヒーとライスクリスピーをくすねて小腹を満たすことにする。

シフトのほぼ半分が終わり、残り四時間となったところで、私は休憩室に向かう。警備員の一人が冬用の帽子とコートのままでコーヒーを飲んでいる。黒人同士で交わす無言の会釈をする。彼はテレビのチャンネルをブラック《B》・エンターテインメント《E》・テレビジョン《T》に合わせている。私はライスクリスピーを食べ終え、親友のトミーに悪態をついているマーティン・ペイン〔どちらも一九九二年から九七年までFOXで放映されたシットコム『マーティン』の登場人物〕を横目で見ながらリンゴを洗う。リンゴの噛みごたえとジューシーな酸味が、チクチクする胃の痛みを宥めてくれる。腎不全のあの高齢女性が入院できていればいいのだが。でも、確認したところで何の役にも立たない。私は警備員にうなずいて闘いに戻る。

5　ニコールへの手紙

ニコールへ

僕は、学校で高いところから飛び降りた君の顔の怪我を診察した。お母さんは君の身を案じていたけれど、君はいらだっているようだったね。何時間も待たされたのに、僕が費やした時間はけっして充分と言えるものじゃなかった。怪我の具合を確認しただけで、あとはソーシャルワーカーに任せてしまった。何もできなかったことを後悔しているし、すまないと思っている。病院に来ても時間が経つばかりで何も進まなかったのに、いざとなったら、あっというまに終わり。待合室で何時間も放っておかれたと思ったら、いきなりスクラブを着た人間が列をなしてやってきて、自己紹介もそこそこに五分ほど話をしただけで消えていくんだから。君はERに来るのがはじめてだったかもしれないが、僕は毎週、毎月、毎年、ここにいる。残念ながら、こういう事情はうちのERに限ったことじゃない。大都市のERのほぼすべてが似たようなものだ。できれば君のためにもっと時間を割いて、怪我をした経緯を詳しく知り、目に見える傷以外のことにも対応したかった。あのときは時間に追われてできなかったけれど、いま君にERのことを話したいと思う。君が延々と待たされ、僕が少しの時間しか割けなかった理由を。

人々はさまざまな理由でERにやってくる。脳卒中や銃創といった人生を変えてしまうような一大事で助けを必要としている人もいれば、日常的な健康問題の解決を求めている人もいる。待合室で待たされているあいだに、君もそのことに気づいたかもしれない。階層化されたこの社会の中で、僕らは分け隔てなく、多種多様な人々に医療を提供しているんだ。人種によって分離されたこのサウスサイドにあっても、黒人でも白人でも、大企業の重役でも肉体労働者でも、若者でも高齢者でも、男性でも女性でも、将来の計画がある人でも人生の終末が近いことを知っている人でも、僕らは診察する。救急医療科はこのコミュニティ全体が集約される数少ない場所だ。そしていったん治療室に入れば、患者は文化的背景や地位といった虚飾を剝ぎ取られ、残るのは共通の経験だけになる。病気や怪我こそがわれわれの命を形作るんだ。しかし、人間の脆《もろ》さがわれわれを一つにまとめるのだとしても、個々の痛みやそれを緩和できる可能性は人によって大きく異なる。

一八歳の君は、ERを訪れるのがはじめてかもしれない。でもこれが最後になることはおそらくないだろう。誰もがいつかはERを訪れる。ここにやってくる患者は、怪我や病気の単なる寄せ集めではない。じつは、僕らが治療する病気は社会の癖をあらわにするものなんだ。たとえば、蒸し暑い夏の夜に暴力事件が多発するとか、自動車の衝突事故の多くに飲酒が関係しているとか。

毎年、ERにやってくる何千人もの人たちは、階層化されランク付けされた社会を反映している。法律により、ERはあらゆる人を受け入れることを義務付けられているけれど、限られた治療しか受けられない人もいれば、世界最高の医療サービスを受けられる人もいる。何時間も待たされて数分の診察でお茶を濁される君のような人もいれば、裏から手をまわしたり、次善策を講じたりして、待たずに治療を受け、検査結果を早く出させる人もいて、そういう患者を担当する医者は、診察にも時間をかけ、じっくり話を聞く。こういう傾向は公衆衛生上のジレンマであり、助け合いの精神を忘れてしまった医療業界全体の責任でもある。それでもなお、ERはアメリカの医療制度において最も実用的かつ不可欠な施設であり、命が生まれ、終わる場所だと言える。

救急医療は、その歴史の大半において、質の高いサービスを提供してはこなかった。二〇世紀初頭、救急外来は人手不足の危険な場所で、医師がキャリアをスタートさせたり終わらせたりする場所であり、それこそ緊急時以外は誰もが敬遠する場所だった。当時、人々は病気になるとかかりつけ医に電話をした。子供の発熱程度なら、医師に電話で相談するだけで事が足りた。裂傷の場合は医師が往診し、台所のテーブルで傷を縫合した。しかし、手足の骨折や胸の痛みなど、より深刻な問題の場合は、昼夜を問わず救急で臨床医に診てもらうことになる。患者が到着すると、まず総合診療医が問題を評価し、対処できない場合は同僚医師に相談して、盲腸を切ったり骨を整復したりする。こんなふうに個人が個人を診る救急医療システムを機能させるには、患者の数だけ医師が必要で、しかも医師はいつ患者が来てもいいように待機していなければならない。

だが、もちろんそんなことは不可能だ。

ニコール、君にかかりつけ医はいるかな？　うちのERに来る前にその医師に電話しただろうか？　もし電話したなら、折り返し医師から連絡はあった？　もしもかかりつけ医がいないとしたらそれは困ったことで、近代的な救急医療が確立する前がまさにそうだった。多くの人には電話で相談できる医師がいなかったし、電話したとしても医師は大抵忙しくて相手をしてもらえない。診療日にはやることが山ほどあり、入院患者にも気を配らなくてはいけないから、救急の病人や怪我人にまで手がまわらないんだ。そうなると人々は、助けを求めて救急外来にやってくる。君がそうだったように。あの頃から多くのことが変わったけれど、そうやって変わらないこともあるんだ。

当時は研修医、つまりレジデントがそうしたギャップを埋めていた。独り立ちするまでのあいだ、救急外来のローテーションに入ったり夜勤のアルバイトをしたりするんだよ。僕の父はレジデントだったとき、生活費を余分に稼ぐためにERの夜勤のシフトをあえて選んでいたという。専門医や総合診療医も、救急に来た、まだほかの科につなげられていない患者を診る場合もある。だがレジデントは想定されるあらゆる緊急事態に対処できるだけの訓練を受けておらず、かといって個々の患者に最適な医師を探していては貴重な時間をロスすることになる。そのため、ときには手足や、命さえ犠牲になった。対処しなければならない疾患の幅広さに圧倒された、と父は言っていた。このシステムには、あらゆる緊急事態に関する知識を持つ医師が必要になってくる。頭痛には不安障害や脳卒中、一酸化炭素中毒などさまざまな意味があることを知っていて、骨折の治療やうつ病の治療もできる医師がね。

君はもちろん、僕もまだ生まれていない一九六〇年代から七〇年代に社会構造が変化し、救急医療が専門科の一つとして導入された。一九六一年には医学界の伝統を破って、ひと握りの医師たちが開業医への道を捨てて救急医療に携わることを選び、救急医療科で昼夜を問わず患者を診ることを決意した。一九六五年までにメディケア〔六五歳以上の高齢者と障害者を対象とする公的医療保険〕とメディケイド〔低所得層を対象とする公的医療保険〕が救急医療を保険対象とし、その一年後には高速道路安全法が制定されて、救急医療科への緊急搬送に関する基準を定めた。一九六八年にはミシガン州の医師八名により現在の米国救急医学会が設立され、一九七〇年代末までに救急医療科は米国専門医認定委員会への加入を許されて、国家認証の医療分野となった。こうして僕の選んだ職業の基礎が築かれたんだ。

この専門分野が普及するまでには時間がかかったが、今ではERで君たちを診察する医師のほとんどが救急医療科の専門医だ。現在は〝EM〟と呼ばれている救急医療の訓練を受けたあと、僕が最初に勤務したのは、そういう訓練を受けた医師がほとんどいない病院だった。彼らは数十年のキャリアを持つ医師だったが、病院へ運びこまれる救急患者は多岐にわたり、能力を試されるシーンも多々あった。ある日、同僚の一人が、片方の肘《ひじ》を曲げるのを嫌がる四歳の男児に遭遇した。そうなったのは、父親が男の子の手首を持って体を持ちあげ、大きく揺らして遊んだあとだという。レントゲン検査でも異常は見つからず、痛み止めのタイレノールも与えてみたが、男の子は腕をかばい続けていて、同僚医師は原因がわからずにいた。僕が受けた訓練によれば、これは典型的な肘内障《ちゅうないしょう》の症状だ。つまり、肘の靭帯がずれてしまっている状態なんだ。僕は男の子の肘を一瞬で整復し、同僚も二度とこの症状を見逃さなくなった。救急医療のトレーニングを受けた医師がスタッフに加わるにつれ、医療の質は徐々に向上した。

全国の救急医療科はだんだん患者の要望を反映するようになっていった。今では新型コロナのワクチン接種も受けられれば、気分が落ちこんでいるときに相談もできる。手術室や精神科病棟、公的支援の窓口もあれば、壁に鉛を張ったレントゲン撮影室や、脳や組織の内部構造を検査するCTスキャン室もある。ポータブル型の超音波装置は、不安定な状態にある患者の内出血をベッドサイドで診断でき、侵襲的治療をサポートする。以前は数日かかっていた検査結果も数分から数時間で返ってくるので、情報を即座に治療に活かすことができる。薬剤師はその場で薬を調合し、血圧を上げたり下げたり、血液をさらさらにしたり固めたり、患者を興奮させたり鎮静させたり、ただちにできるようになった。感染者を隔離し、自殺願望がある患者や暴力的な患者を保護する部屋もある。住む場所がなくて困っている人や、虐待から逃れる必要のある人たちを支援するソーシャルワーカーも常駐している。行政資源から設備に至るまで、二四時間体勢で緊急事態に対処するための方針も定められており、米国救急医学会は四〇年にわたる研鑽の末に、救急外来の中核となるサービスについて説明する一三ページにおよぶ概要書をまとめた。

この分野が成熟するにつれ、われわれ救急医療専門医もこうした機能をすべて駆使して、ER

にたどり着いた君たちのような患者を治療できるようになった。何でもひと通りこなすが秀でたものはとくにないと揶揄される救急医だけれど、これだけは熟知しているということがある――生命を脅かす状況を見抜く判断力とそれに対処する応用力だ。循環器科のように一つの臓器にフォーカスした専門科もあれば、小児科のように人生の一時期を専門に扱う科もあるなかで、救急医療は重篤な疾病の識別とその対処に焦点を絞る。つまり心臓発作による胸部痛と、消化不良や不安や肺炎からくる胸の痛みを識別し、それぞれの症状に合った治療法を理解しているということだ。

こうした特殊な専門知識を得るための研修は、医学部卒業後、三年から四年におよぶ。この長い激務の日々のなかで、研修医はさまざまなスキルを習得していく。重篤な患者の状態を安定させる方法、診断の適用、データの読解、医薬品の適正使用、迅速な気道確保や疼痛管理。われわれは先端技術と医薬品を駆使し、あたかも魔法のような正確さで体の奥深くにまでアプローチする。さらには病気の原因となる社会問題にも目を向ける。僕は身体的、社会的、福祉的緊急事態の治療に一生を捧げるべくこの分野に入った世代の医師なんだ。飢餓やホームレスに陥るパターンについて学ぶにつれ、こういう根本的な問題に対処する治療法がほとんどないことにいらだちを感じてきた。医療は二一世紀の最先端を突き進んでいるのに、社会福祉は一九世紀のままなんだ。こうした訓練のおかげで、君のように学校で飛び降りをさせられた場合、体の怪我を治療するだけでは不充分だとわかる。いじめを把握するスクリーニングをおこない、われわれ医療従事者が直接介入することで、君たちを助けることもできる。けれどあの日の僕は待合室にいる大勢の人たちに気を取られて、怪我の先にある二つ目の問題について掘り下げる時間を取らなかった。申し訳なかった。

救急医療に携わる僕のような医師たちは、すべての情報をつかみきれないなかでも、危険にさらされた命を前に一か八《ばち》かの決断を下せるようになっていく。何度でも、手際よく、できれば共感を持って。君が受けたいじめについて聞けなかったのは、僕の仕事の中心が、たとえ多大な時間とエネルギーが必要になるとしても、とにかく最も危険な疾患を発見することだからだ。ただの消化不良の人を念のためと入院させてしまうこともあれば、心臓発作を起こした人を手違いで家に帰してしまうこともある。僕はそうした両極端のバランスを取らなくてはならず、非常に危険な状況にあるときのミスは、いずれにしろ大きな犠牲を払うことになる。忙しいときは、まあ、いつも忙しいのだけれど、患者のバックグラウンドについて尋ねる時間を取れないことが多い。でもそういうときも別の誰かに対応させるように心がけている。仕事に優先順位をつけ、プレッシャーの中でも落ち着いて行動し、対人スキルが高く、チームをうまくリードでき、みずから手を動かして働くのが好きな医師が、救急医療における最高の医師なんだ。君は大丈夫だとわかるとすぐに、僕の意識は別のブースにいる、あるいは救急車で運ばれてくる、あるいは待合室にいる潜在的患者に移ってしまった。これは言い訳じゃない。そういう理《ことわり》なんだ。

われわれはつねに最悪のケースに備えているけれど、実際にそういう人が来ると思う？　今にも倒れてしまいそうな人は、待合室にほとんどいなかったことに君も気づいただろう。普通の問題を抱えた普通の人しかいない、と。おおむねそのとおりだ。毎年実施される全国病院外来医療調査によると、二〇一七年に全国の救急医療科を訪れた一億四〇〇〇万人は年齢も病状も多岐にわたることがわかる。救急医療科を受診した患者のうち蘇生措置の即時実施が必要とされたのはわずか一パーセントで、時間を争う緊急事態は一〇パーセントだった。これらは生死の瀬戸際にある人たちだ。受診者の約三四パーセントは早急な手当の必要があるものの、最大で一時間の猶予がある人たちだった。このデータから明らかになるのは、救急医療科を受診した患者のうち、深刻な状況で治療を受けるのに一時間の猶予すらない人と、悩ましい問題を抱えてはいるがそこまで治療を急がなくてもいい人の割合がほぼ半々ということだ。この比率は季節や人口や場所によっても変わってくる。当院のERでも症状の重い患者の多くが長い時間待たされるが、もっと長く待ち、待合室を埋め尽くすのは軽症の人たちだ。

僕たちの住むサウスサイドのような地域では、救急外来利用者に占める黒人と貧困層の割合が異常に大きい。二〇一七年の調査によると、黒人の二五パーセントが少なくとも一回は救急医療科を利用している。アメリカの総人口における黒人の割合は一三パーセントにすぎないというのに、だ。一方、救急医療科を利用した白人は一八パーセントだった。人種に関係なく、貧困ライン以下の人々で少なくとも一度はERを利用したのは三〇パーセント、貧困ラインの四倍以上の収入を得ている人たちでは一三パーセントだった。驚くことではないが、最も頻繁に救急医療科を利用したのは黒人の低所得者層だ。貧困状態にある黒人の三三パーセントがERを一回利用し、一八パーセントが二回以上利用している。これは当院の待合室にも言えることで、低所得者層の黒人たちが、軽度の病気から健康上の大惨事に至るまで、さまざまな症状で診察を受けにくる。

ERを扱ったテレビ番組を見ていると、ロマンスあり、ドラマチックな展開ありの職場に思えるかもしれない。でもわれわれはごくありきたりなことしかしていない。君のような人たちが助けを求めてやってくると、まずトリアージナースが患者のバイタルサインをチェックし、患者の個人情報と家族の病歴を聞き出して、事態の緊急性を判断する。トリアージナースは次に救急外来緊急度判定支援《ESI》ツールを用いてスコアを割り当てる。収集したデータから五段階の緊急度を判定し、状況の深刻さと必要とされる医療資源《リソース》をもとに患者を階層化するんだ。この標準的トリアージは全国のほぼすべてのERでおこなわれている。レベル1はただちに救命処置が必要な患者で、呼吸が停止しているか、瀕死の状態にあり、蘇生のために救急搬送されてきた患者だ。レベル5はバイタルが正常で安定している患者で、症状は足首の捻挫や喉の痛みなど、処置を数時間遅らせても悪化しないとされる者だ。レベル2〜4はその中間の患者となる。トリアージナースがレベル1または2と判断した患者は、すぐさま治療エリアに移される決まりになっているが、それ以外の患者は待合室に戻される。救急車で運ばれてきた患者も同じ手順で評価される。搬送中に救急隊員から患者のバイタルと病歴が伝えられ、それをもとに救急医療科は患者の緊急度を測り、すぐに蘇生処置が必要か、待てるかを判断する。君はレベル4の判定だった。

最優先で治療が必要な患者は誰で、待てる患者は誰か。ＥＳＩはそうした重要な決断を下すためのツールだ。どの患者が最も重篤な医学的問題を抱えているか、それが判断の決め手だと君は思うかもしれないけれど、じつのところＥＳＩは、最も多くの医療資源を必要とする患者は誰か予測することに重点が置かれている。データを左右する変数はそれ以外にもある。偏ったアルゴリズムのせいで黒人患者の医療ニーズの深刻さが正しく算定されてないことが複数の研究からわかったんだ。そのせいで、黒人は症状を軽く見られたり、逆に必要以上に病人扱いされることもある。もしも君が僕と同じように育ってきたなら、あらゆるものにこうした偏見《バイアス》が織りこまれていると知っても驚かないだろう。それでも、思いもよらないところでそれを目の当たりにするのは、やはりショックなものだ。

トリアージを終えた患者が次に経験することは、病院によって差がある。すべての患者が速やかに治療を受けられるようになっている救急医療科もなかにはあるけれど、たいていはほとんどの患者が長く待たされることになる。治療エリアに入ると、患者は専門家チームに迎えられる。僕が君と会い、君が僕のチームと会ったのがここだ。医師、看護師、救急医療技師、搬送スタッフ。警備員や清掃スタッフも含めた全員が協力して患者の治療に当たる。みなそれぞれに役割を持っているが、最終的な責任は指導医である僕にある。治療エリアは患者が診察を受け、採血やレントゲン撮影、臨床検査がおこなわれる場所でもあるので、つねに安全で清潔な状態が保たれている。われわれは消去法で緊急病態を見つけ出し、差し迫った状態が解決されるか消えるかするまで治療を続ける。ほとんどの人は具合がよくなって帰宅するけれど、そうはいかない人もいる。救急医療科で発見し、治療を開始した問題を解決するために手術や集中治療が必要になって、一晩入院することもある。君も経験したように、診断や医療介入には時間が必要で、たくさんの人間が関わって、何千ドルもの費用がかかるんだ。

われわれ救急医が勤務するこの場所で、地域と病院がつながっている。僕らは一日に何百人という患者を選別し、治療する。病人や最低限の生活しか送れない人たちであふれ返り、すべてがごっちゃになって、何が起きるかわからず、ときには危険ですらある場所がわれわれの職場なんだ。患者は譫妄《せんもう》状態にあったり、酔っ払っていたり、精神病の症状を呈していたり、途方に暮れていたりする。待合室にいるとき、君もアルコールの匂いを嗅いだり、喧嘩を見たりしただろう。われわれは大声を出す患者や好戦的な患者への警戒を怠らない。かっとなった患者がERの医師やスタッフに椅子を投げつけ、拳を振りまわし、銃を向けるのは日常茶飯事だからだ。救急医を対象とした二〇一八年の調査では、四七パーセントが仕事中に身体的暴行を受けたと報告しているほどだ。僕らは警備員と緊密な協力体制を築いている。彼らなしにこの仕事は成立しない。

物理的な暴力はもちろんのこと、われわれ救急医は信念を失うという危機にも直面する。学生ローンの返済、患者を治さなければならないという焦燥感、執行部からのプレッシャー、医師の裁量権《プロフェッショナル・フリーダム》を望む気持ちなど、相容れない目標が対立し合って妥協点が見つからなくなるんだ。待合室にいる五人の患者の病状が悪化したときベッドが二床しか空いてなかったら、誰を優先するのか？　毎日、毎週、毎年こうした選択を迫られるとしたら？　倫理的に曖昧な状況で殺人を強いられる兵士のように、僕らは原則的に答えのない葛藤に直面する。こんなふうにモラルが削られていくと、うつ病や不安症につながる恐れがある。

君ともっと話をして、いじめを受けた経緯について理解し、君が安全かどうか見極めたかったよ。でも君との時間を増やせば、具合の悪い人たちでいっぱいの待合室から離れなくてはいけなくなる。全部はできないんだ。自分が無能に思えてくるけれど、これは僕だけじゃなく、救急医の多くが感じていることでもある。救急医の燃え尽き症候群《バーンアウト》発症率はもともと高いが、同じ救急医の多くが新型コロナウイルスに感染していくのを目の当たりにしている今は、それが加速度的に深刻化している。さまざまなやり方でバーンアウトと闘っている病院がほとんどで、医師にセラピストを紹介したり、ガイド付きの瞑想を取り入れたり、ときには無料の軽食を提供することもある。だがこの葛藤の根はもっと深いんだ。長年の訓練により、救急医は信じられないようなスキルを身につけるが、精神的な負担が大きくて、折々に立ち止まらずにはいられない。僕らが日々対処している危機的状況を前にしたら、普通の人は身動きすら取れなくなってしまうと思う。

さらには、君が延々と待たされたこと、あれも偶然ではない。こうしたことはすべてシステムの中で起きている。そこで問題になるのは、なぜそんなシステムになったのか、だ。

われわれは患者の重症度に応じて治療の順番を決めようと日々努力している。しかしかつては、どんなに重篤な患者も治療費が出せなければ追い払われていた時代があったんだ。この悪しき慣行を終わらせるため、一九八六年に緊急医療処置及び分娩に関する法律（通称EMTALA法）が制定された。この法律により、メディケアを受け入れていて救急部門を持つ病院は、患者の支払い能力、保険加入の有無、国籍、人種に関係なく、救急患者にスクリーニング検査や治療をおこなわなければならなくなった。長年にわたり貧しい患者や好ましくない患者を公立病院へ送りつけるか、苦しむままにさせてきた救急部門に適切な治療を義務づけようと、当時の大統領ロナルド・レーガンがこの法案に署名した。だが、この政策には財源が割り当てられなかった。

その結果、病院は、救急医療科の待合室を埋め尽くす貧しい患者ではなく、医療費を払える裕福な患者で病棟を満床にするため、別の手立てを探さざるを得なくなった。救急医療を受けやすくするためのEMTALA法が、状況をさらに複雑なものにしてしまったんだ。

貧しい無保険患者を治療することで財政難に陥り、救急部門や外傷センターを閉鎖する病院も増えた。救急外来での治療ペースを落とすことを決めた病院もある。多くの病院では、混雑時はベッドが満床になるため、入院が必要な救急患者を病室へ運ばずに救急医療科に留め置いておく。病棟が「満床」だから、入院治療が必要な救急患者はベッドが空くまで救急科の診察室や廊下で「待機」させられるんだ。重症の救急患者ほど長く待たされることになる。ICUのベッドは不足していて、とりわけ貴重だからだ。入院を待つ患者でいっぱいの救急科は、すなわち、新規の（裕福な）患者にまわせるはずのスペース、設備、人員を奪う存在だ。

君が経験した長い待ち時間と混雑した待合室は、この病院が満床だったことが原因だ。医療機関が少ない地域に住む貧困層や黒人は、健康上の切実な問題を解決するため、救急外来に押しかけるからだ。でも、話はこれで終わりじゃない。〝満床〟は病院執行部の決定によって作り出されているんだ。入院が必要な救急患者が何時間も、ときには何日も、廊下で待機させられているあいだに、緊急性のない待機的手術を受ける患者やよそからの転院患者が、その限られた病院スペースをめぐってしのぎを削っている。僕たちが住むサウスサイドのように莫大な医療需要に応えなければならない地域では、多くの病院が裕福な患者用に特別な抜け道を用意していて、そういう抜け道を通れない、ERにやってくる（多くの場合、低所得の）患者たちがその煽《あお》りを受けている。そうやって、支払い能力に関係なくすべての人を治療するという法的義務を果たすと同時に、財務上の収益も確保できるわけだ。貧困層や黒人の患者に医療を提供しているうちのような病院では、患者であふれ返ったERの待合室も、長すぎる待ち時間も、採算が取れる待機的手術や転院患者で収支のバランスを取るためには仕方がないこととされる。一方、裕福な住民を対象とする儲かっている病院では、もっと迅速な救急治療が期待できる。症状の重い患者が優先されるのは変わらないとしても、君がもしシカゴ郊外のノースサイドにあるERに行っていたら、ここと同じように毎日多くの患者が訪れるにせよ、すぐに診てもらえたかもしれない。

ニコール、長い時間待たされて、ないがしろにされたような気分になっただろうね。だけど、ここで問題なのは、長い待ち時間が患者に不便をかけることじゃなく、患者の命を奪う恐れがあることなんだ。二〇一二年の調査によると、救急医療科の混雑が激しい日に入院した患者は死亡率が五パーセント高く、年間三〇〇人が亡くなっている。混雑状況がこういう危険レベルに達した場合、救急搬送の受け入れを断わって他院へ転送し、新規患者の流入を減らすことがよくある。一つの病院が救急車を拒否して近隣の病院が満床になれば、他の病院も受け入れ拒否という同様の措置を講じるようになる。こうなると、その地域は医療版の〝計画停電〟とも言える事態になってしまう。その地域に住む誰もが救急搬送時間の長期化や、病院での長い待ち時間、医療現場の混乱による影響を受けるわけだ。医療需要の高さと、意図的に引き起こされる治療遅延というシステム上の問題が、ここと同じような低所得者層と黒人から成るコミュニティに医療サービスを提供する全国の救急外来に、危険な状況を作り出している。

ニコール、ほんの一部だけれど、われわれが働いている医療業界のシステムについて説明しようとしてきた。トリアージの必要性、資本主義と医療を天秤にかけるシステムが生む苦悩、患者だけでなく、彼らを助けようと奮闘する医師までをも蝕む痛みについても。こんな話をしたところで、あの日君に起きたことは少しも変わらないのもわかっている。それでもあの日君に充分な時間を割けなかった理由、君が長時間待たされた理由をわかってもらいたかったんだ。今さらこんなことを言っても無意味かもしれないけれど、僕はもっと時間をかけて君のことを知りたかった。顔の怪我の治療だけで終わらせたくはなかった。でもこれは君と僕だけの問題ではないのだということも知ってほしい。われわれは患者と医師が深く関わることを嫌うシステムの中にいるんだ。君はきっと悔しい思いをしたよね――でも、それは僕も同じだ。何日も君のことが頭を離れなかった。どうか君が無事でありますように。
前進あるのみ。

トーマス・I・フィッシャー

6　二〇二〇年五月

昨夜、夢の中で悲鳴を聞いた。私は、家族がピクニックをしているところに向かって野原を歩いていた。そこはシカゴではなく、絵本から脱け出してきた場所だ。地平線まで緑の草原が広がり、ところどころに白い花が咲いている。いい天気で、太陽が燦々《さんさん》と輝いていたが、暑くはない。シカゴの公園を散歩するときと違って、犬の糞を踏みやしないかと足元を注意する必要も感じなかった。なだらかな勾配にギンガムチェックの毛布を敷き、両親と姉妹が笑い声をあげ、楽しそうにしているのが見える。私は早く仲間に入りたくて前に進もうとするのだが、数歩歩くごとに悲鳴が聞こえた。恐怖に駆られた女性の叫び声で、私は毎回足を止める。それは背後からそっと、あるいは頭上から大声で、あるいは左側からひずんだ声で聞こえてきた。声の主はどこかと周囲を何度も見まわしたが、目に入るのは緑色の草原と、向こうのほうにいるのんきな様子の家族だけだ。くり返し歩きだすが、すぐに悲鳴に引き留められた。結局、ピクニックにはたどり着けなかった。

今朝コーヒーを飲みながら、あの悲鳴は救急科で聞こえたものだったと気づく。二日前の晩、私は、そこに運びこまれてきた、顔や腕をガーゼで覆われた、血まみれの黄色いトレーニングウェア姿の二三歳の女性の治療にあたろうとしていた。彼女は、銃弾でザルの目のようになった車にいたのだ。顔の半分は、口紅や、アシナガグモみたいなつけまつげできれいにメイクされていたが、もう半分はスグリのジャムのようにぐちゃぐちゃだった。両手と腕も撃たれていた。襲撃者が近づいてくるのを見て身を守るように両手を上げたところで、弾を食らったのだろう。ずっとぶつぶつと何かつぶやいていたが、左目のあるべき場所を覆っていたガーゼが剝ぎ取られたそのとき、悲鳴が室内に響き渡り、モニターのアラーム音や医師たちのオーダーの声さえ掻き消した。夢で聞いたのはあの叫び声だった。

近頃は安眠できたためしがない。新型コロナウイルスのせいで通りにひとけがなくなり、レストランは閉まり、旅行が取りやめになっているにもかかわらず、暴力の嵐は手に負えない激しさだ。ソーシャルディスタンスの導入によって、シカゴの町も私の生活も一変してしまった。救急医療科にいないときには、友人とSNSやZOOMでやり取りをしたり、執筆したり、エクササイズをしたり、妹や姪《めい》と散歩をしたりして、孤独と恐怖をやり過ごす。昨日は気温二一度で、春らしいとても気持ちのいい一日だった。私は北へ、そして西へ何キロか歩いた。エックハート・パークの野球場とプールを通りすぎ、改修されたばかりの巨大な児童公園の様子を見てみた。二種類の異なるブランコ、ジャングルジムなど、まさに子供たちの天国だ。しかし、葉が萌えだしたばかりの木々やタンポポがあちこちに見える野原に囲まれたそこは、鎖で封鎖されていた。子供の姿は一人も見えない。笑い声も追いかけっこもなし。空っぽだった。私は悲鳴が聞こえなくなるまで半日歩き続けたが、どのみち、また夢の中でそれは戻ってきた。

　コーヒーを飲みながら悪夢について分析したあと、パートナーのモンローとの話し合いに臨んだ。離れ離れでいるつらさがたがいを追いつめていた。二人を分かつ距離はあまりにも遠く、じかに顔を合わせることもめったにできない。今朝は、フェイスタイムを使ったビデオ通話の予定時間に私が五分遅れたことを、彼女がさっそく責め始めた。私は私で、特別ほがらかな自分でいるには忍耐力を削られすぎていた。彼女がそんなふうに突っかかってきたのは淋しいからだとわかってあげる、あるいは、もっと気にかけてほしいという気持ちを汲《く》んであげるかわりに、こちらも怒りをエスカレートさせてしまった。そんなことを言えばさらに距離が広がるだけだとわかっていながら、理解と謝罪を求めた。「こんなのあんまりだ。謝ってほしい」画面を消す直前にそう言ったのが最後だった。この困難な状況を乗り越えるにはたがいに思いやりが必要だ。そうわかっているのに、今朝の私はちっともやさしくなかった。ようやく気持ちが落ち着いてきて、仕事に出かける準備を始める。シャワーを浴びながら、どうやって謝るか考える。青いスクラブ、青とピンクのアーガイル柄の靴下、乾燥機から取り出したばかりのグレーの布マスクを身に着ける。鞄には軽食とミネラルウォーターのボトルが入っている。謝りたくても、そう簡単にはいかない気がする。自分は間違っていないという思いがどうしても拭えないからだ。自分の気持ちなど関係ないとわかってはいても。

バケツ少年がまた戻ってきている。ガーフィールド大通りの出口ランプのところで、顎までマスクを下げてバケツを一人で叩いている。私は近づいて、ダンス・ナンバーに軽く耳を傾ける。なんとか聞き取れた歌詞には、「俺は今で、今は俺だ」という一節があった。彼は私の中の音楽を聞き取り、ビートをシンクロさせているような気がする。私は二ドルの投げ銭をしたが、彼にはそれ以上の価値がある。二か月前なら、感染するかもと思っただろうが、今はウイルスに挑むような気持ちだった。降参なんかするもんか。私はそのために医師として研鑽を積んできたのだし、力尽きるまで患者の治療を続けるつもりだった。

病院に近づくと、ワシントン・パークは今も人であふれているのがわかった。年老いた黒人男性が数人、ミシガン通りとガーフィールド大通りの交差点に向かって歩いていく。自分で車椅子を操っていた男の姿はやはり見えず、その小柄な友人も見当たらない。何かあったのだろうか。

今日はレアードから引き継ぎをすることになっている。彼は私よりひと世代は年上で、私に救急医療についてあれこれ教えてくれた医師の一人だ。病院のスクラブに着替え、サージカルマスク、ヘアキャップ、医療用ゴーグルを着けたあと、患者の引き継ぎをするためレアードに声をかける。シフトを引き継ぐとき、こうして人とじかに接触できることが何より嬉しいので、興奮気味に話をする。レアードは、今日新たにコロナウイルス患者を担当することになり、さんざんだったと打ち明ける。「いやはや、君が来てくれて助かったよ。とんでもない一日だったんだ」

「大変だったんですか？」

「まず家を出るのが今はひと苦労だろう。おまけにシフトの開始時間を誤解していて、一時間半も遅刻してしまってね」彼はマスクをつけ、病院のスクラブに革靴という格好で、不満のはけ口が見つかったのが嬉しくてたまらないようだ。

パンデミックが始まって二か月が経った今、当初の大混乱は去り、新しいパターンが生まれていた。レアードと私は横並びではなく、机を挟んで向かい合わせに話をしている。顔の表情はマスクで隠れているので、口調や目の動きなど、ありとあらゆるものから相手の気持ちを読もうとする。笑い声も前より大きくなり、ジェスチャーもはっきりしている。机の上のモニターは一つおきにスイッチを切られ、必要な距離をとるため使用禁止という張り紙がされている。患者の退院許可書に署名を始めるまえに、椅子やキーボード、マウスをいちいち丁寧に消毒する。それで身の安全を確保できるのかどうかはわからないが、そういうやや芝居がかったルーティンはなんとなく安心できるし、私が真剣に事に取り組んでいることを周囲にわからせる意味もある。私が消毒するあいだ、レアードはしゃべりながら、まるでダンスでもするようにこちらに近づいたり離れたりしている。近づきすぎたと気づいたとたんそろそろと後ずさりし、あまりに離れすぎて、ERの騒音で声が私に聞こえづらくなったとわかるとまた近づいてくる、というわけだ。

彼から引き継いだ患者の一人は三二歳の女性だ。

「一八号ベッドの若い女性は救急車で運ばれてきた。普通に過ごしていたのに、突然ばたりと倒れて起きあがれなくなったらしい」

それを聞いて、消毒の手を止めた。「え？」

「確かに彼女はまだ若い。到着したとき、体の左側が麻痺していて、左手で物がつかめないほどだった。少しは回復したが、容態はあまりよくない。いずれにしても、今は血栓溶解療法がおこなわれている」そこで考えこむように言葉を切る。「こんなケース、今まで診たことあるか？」

「うーん、いいえ、一度も」彼の話にじっくり耳を傾ける。若い人の重度の脳卒中というのはきわめて稀だ。

「二時間後、コロナ陽性という検査結果が出た。ウイルス関連の卒中というのをはじめて見たよ」

首を振るしかなかった。言葉にしようがないではないか。彼女はウイルスに感染し、唯一の症状が脳梗塞だったのだ。治療中の彼女が戻ってくるまで、本人の様子は確かめようがない。こんなケースは誰も経験したことがなかった。新型コロナウイルスのせいで、私たちは医学を学び直している。

ソーシャルディスタンス命令とウイルスに対する恐怖のせいで、人々は救急外来に来るのを避けていた。現在では患者数は普段の半分だ。今も待合室はがらんとしている。以前ならベッドが空くのをいらいらしながら何時間も待っていたような人が、数分もせずに上階へ移送される。患者に会いにいくのに、疲れた重い足を引きずっていたコーディネーターたちが、今はきびきびと歩いている。陽性患者が最初にどっと押しかけてきたあとは、感染する同僚もほとんどいなくなり、不安そうな表情もひそひそ声も消えた。ＥＲ内の話題は、どうすれば身の安全を確保できるかから、家に閉じこもっているあいだどうすれば正気を保っていられるかということに移行していた。以前は、私もできるだけ感情のスイッチをオフにして勤務時間はとにかく治療に専念し、病院を出たら大急ぎで普段の生活に戻ろうとしていた。でも今は病院を出ても普段の生活などどこにもないので、ERのおなじみのペースや人々の中にいたほうが楽で、勤務が終わってもぐずぐずしている。数日前、金魚柄のヘアキャップと同じ色の黄色いゴーグルをつけた親愛なる同僚が、病院が新型コロナウイルスに意識を集中しているおかげで、ERの効率が異常に上がっていると話した。

「待ち時間を見てよ。まるで普通の救急科みたいじゃない？」

「だね？　地域病院のまともなERに勤務するって、きっとこんな感じなんだろうな」私は答えた。「これからはこうでないと。でもそうなると、利益が出ないな」

「なるほど。でも、じゃあこれは金儲けのためのビジネスなのか、それとも人命を救う活動なのか、って話になるね」二人して大笑いし、仕事に戻った。

　最初の患者は、ヘロインのオーバードーズで今も体がふらふらしている五四歳の男性だ。友人と車中で小袋入りのドラッグ《ダイム・バッグ》を吸っているうちに意識をなくしたところを見つかったらしい。友人が起こそうとしても起きなかったので、救急車を呼んだのだ。到着した救急隊員がすぐに拮抗剤のナロキソンを注射したところ、意識を取り戻した。散髪したてのすっきりとした髪形で、ソーシャルディスタンス命令が出ている今としては珍しいことだ。眠そうな瞼《まぶた》は、瞬きするたびに一瞬ぎゅっと閉じる。私はマスク姿で部屋に入り、やはりマスクをした同行のレジデントが意識消失時の状況を尋ねる。しばらく会話したのち、彼女が訊く。「ドラッグを使ったの？」彼はつかのま口をつぐみ、じろりと横目で見てから、ヘロインを吸ったと答える。そこで私が口を挟む。

「そのまえに使ったのはいつかな？」

男が急に用心深くなる。「なんで？」

「日常的にドラッグを使っている人は意識を失ったりしないものだよ。だから、あなたはそう頻繁には使っていないはずだと思ってね」彼が心を開いてくれることを期待して、口調をやわらげる。目に見えて、彼の体の緊張が解ける。

「ああ、そのとおりだよ。最後は五か月前だった」

五か月というのはヒントだ。もしかして閉鎖病棟にいたのでは、と尋ねると、彼はそうだと答えた。

「シャバへようこそ、親友《ファム》」

彼はにやりと笑い、ありがとうと言う。そして、コロナウイルスのせいで普通より早めに退院することになったのだと説明する。

レジデントと私はその後、部屋で腰を下ろし、報告をおこなう。このところ麻薬のオーバードーズがまた増えていた。麻薬性鎮痛剤フェンタニル汚染が広がり、街でのヘロイン売買が勢いづいているのだ。そのうえ新型コロナウイルスの流行によって、入院して麻薬耐性をなくした人が普通より早く次々に退院させられている。長年ヘロインを使ってきたが、今になってオーバードーズする年配の人々を治療するケースが頻繁に起きている。この患者の治療はそう難しくなく、きちんと回復したかどうかしばらく観察したのち退院させればそれでよかったが、その前にカウンセリングを受けさせる、あるいは、ナロキソンを処方してから帰らせる必要がある。また同じことが起きて、今度は救急隊員が間に合いそうもないときに、それがあればそばにいる誰かに彼を救ってもらえる。

そのあと、頭痛を訴えている二九歳の若者を診察するために一〇号室に向かう。この病院のERにアジア系の男性が来るのは珍しいので、すぐに大学関係者だと推察する。彼は灯りを消したまま椅子に座り、頭を抱えている。同僚に話しかける口調に切り替えて言う。「どうも。ドクター・フィッシャーです」相手もこちらに調子を合わせる。「アンドリューです。はじめまして」彼は体を起こし、こちらをまっすぐに見る。私たちは肘《ひじ》をぶつけ合って挨拶する。

「頭痛が続いているそうだね。どんな感じ?」

「じつは話すと長いんです。昨夜は当直で、そしたら後頭部がずきずきし始めて。寝不足のせいだろうと思ったんですが、今日寝て起きたら、同じ場所がますます痛んで。これは診てもらったほうがいいと思って、来ました」冷静かつ率直で、私たちがカルテを書くときと同じ順序で説明した。私はさらに詳しい説明を求める。

「当直というのは?」

じつは彼は内科の三年目のレジデントだという。一〇年前、ボストンで学部生だったときに動脈瘤を切除する脳外科手術を受けていた。だから彼にとって、頭痛は簡単には済まされない話なのだ。相手が医療関係者なら、アプローチの仕方が異なってくる。医学用語を用いたもっと具体的な質問に切り替える。

「複視はある?」

「いいえ」

「羞明《しゅうめい》〔普通の光でもまぶしく感じること〕は?」

「ありません。でも、頭痛が始まったとき、右の視野に欠けが生じて、今は左腕が重いです」

単なる片頭痛かもしれないが、もしまた動脈瘤ができていたらまずいので、脳神経医の予約を取り、脳のCTもオーダーする。そして今後の治療や診断プランについて本人と話し合う。彼もここで勤務しているので、今日はここに一日じゅういることになると理解してくれている。

私は自分のパソコンの前に戻り、モンローに謝罪のメールを打ち始める。口には出さなくても、彼女が感じている置き去りにされた気分や不安な気持ちは、ちゃんとわかっていると告げる必要がある。じかに会って話をしたり、一緒に食事をしたり、笑ったりできないせいで、何もかもが難しく、さらに複雑になってしまっている。見えない部分をつい想像力で補いたくなるのも理解できる、ときちんと伝えよう。おたがい淋しいし、ささいなことで言い争いをすれば余計に淋しくなるだけだ。勤務中にこんなメールを打つのは褒《ほ》められたことではないが、ぐずぐずしていては、おたがいにただでさえ足りない時間を無駄にしてしまう。

メールを打ち始めたとき、ERでローテーション中のインターンが食事のため外出したことに気づく。二〇年前、私がインターンだったときには、〝食事のため外出〟なんてありえないことだった。シフト中は、持ちこんだ食べ物を無線室の片隅に隠れて口に詰めこまないかぎり、何も食べなかった。頭痛を訴えているレジデントは、ICUの当直だったときには四時間しか眠れなかったと話した。レジデントだった私がICUで当直したとき、当直室にある仮眠用ベッドなんて目にしたためしがなく、午前の勤務が始まるまえにスタッフ用の区画で歯を磨くのがせいぜいだった。一晩じゅう立ちっぱなしで、朝六時から翌日の夕方六時まで、合計三六時間ずっと病院に詰めていた。これを三日ごとにこなしていたのである。何にも邪魔されずに四時間眠るなんて聞いたことがなかった。

当時は、ちゃんと自己管理しろと口先だけで言われたが、休憩と言っても、その後の仕事のために水を飲んだりトイレに行ったりすることぐらいしかできなかった。人を酷使することが当たり前の非人道的な時代で、レジデント期間は臨床研修であると同時に忍耐力をためすテストでもあったのだ。私のレジデント期間の途中で勤務の時間制限が導入されたが、まるで無視された。この間に離婚した同僚夫婦もいたし、程度の差こそあれ、誰もが抑鬱状態になり、あきらめきっていた。今のレジデントたちに、僕らの頃は大変だったと冗談まじりに話すことがある。面白半分に言っているだけだが、若かりし頃の自分が受けた傷は今も癒えていない。もう誰もああいう目には遭ってほしくない。

まさにそのタイミングで、私の担当レジデントのテレサが、病棟医である現状について不満を漏らす。電子カルテの整理に明け暮れ、患者を診る暇があまりないというのだ。勤務時間が長く、妻とも会えない。自分を犠牲にすることばかりでは、キャリアの出発点としてつらすぎる。苦労比べをしても仕方がないので、この犠牲を長い目で見て理解するべきだろうと話し合う。うまく対処し、今現在に集中し、バランスをとること。本当は、人生の先にまだまだ待ち受けている困難について全部打ち明けてしまいたかったが、患者が待っている。私が診察に行くあいだ、彼女に考えをまとめさせ、パソコンにそれをメモするよう指示する。

モリスという名のそのスケーターは、昨日ハーフパイプで転倒し、頭を打った。二四歳の上背のある男で、模様の散る帽子の下からコーンロウにしたボリュームのある髪が広がり、その帽子と揃いのTシャツと短パンという格好だ。短パンに片手を突っこみ、マスクを鼻の下までさげて、リクライニングチェアにだらしなく座っている。私は自己紹介し、たがいの安全のためにマスクを鼻まで覆ってくださいと告げる。モリスはこちらを見もせずに片手でマスクを引きあげたが、もう一方の手は短パンに突っこんだままだ。

端々に怒りを滲ませたしゃべり方で言う。「ベッドのある部屋に連れていってもらえないのか？　頭が痛いんだ」

彼はいらいらしている。待たされていること、その椅子、転倒したこと、それにマスクにも。

どれも当然だ。意識は失っておらず、出血の兆候もないので、脳震盪を起こした可能性はあるが、ほかは問題なさそうだ。そう話しても本人は納得しておらず、もっと何かしてほしいと言うので、では念のため頭部のCTをしてはどうかと提案する。本人としてはどう答えればいいのかわからないようだ。

「何時間も待たされたうえ、俺にどうするか決めろってのか」

「まあ落ち着けよ、兄弟」私は言う。「べつに君に決めてもらおうというわけじゃない。痛み止めにタイレノールを渡そう。そしてスキャンをしよう」彼はうなずいたが、まだこぶしを固く握っている。

私は救急医療科にずっといるが、患者にとっては救急を訪ねるのは特別なことだ。だから、これは緊急事態だという自分の焦りを病院スタッフも共有するものと期待する。そういう状況を映画だのテレビだのでいやというほど観てきているからだ。なのに、お役所的に長々と待たされ、想像とは違う場所に連れていかれ、病身だというのに気遣いもなくあれこれ書かされ、治療とも言えない治療しかしてもらえなければ、かっとなるのも仕方がない。怒る、怒鳴るは普通だ。ときには暴力さえ飛び出す。私は顔を殴られた医師を見たことがある。

権力や手段を持つ人なら、主治医や影響力のある友人に連絡し、そうした錆びついた歯車に巻きこまれないように事前に手を打つものだが、普通は必要以上に待たされ、もっと処置を求めても無視される。勤務中にそのシステムを正すことはできないし、患者一人ひとりについて毎回何とかしてあげるわけにもいかない。ルールやら手段の限界のせいで、枕がほしいとか見舞客と会いたいとか、そんな簡単な頼み事さえ聞いてあげられなかったりすると、私は申し訳なくて病室に足を向けられなくなったものだった。できれば自分の部屋にこもって全部忘れたかった。私が何を言ったところで、頼み事を聞き入れられなかった私は医者として失格だと彼らは考えただろう。そうして私が患者を避ければ、自分のみじめさからは目を背けられても、病院側の怠慢だという患者たちの印象はますます強固なものになる。彼らは正しい。患者たちが怒ったり悲しんだりするのはもっともだし、私の仕事ぶりに対する彼らの評価もまっとうだ。私はそういうシステム不全がいつまでも続くよう仕向けている当事者であり、手持ちのわずかな手段で最善を尽くそうとしている犠牲者でもある。

スケーターのカルテの続きを書くためデスクに戻る途中、看護師と技師の楽しげな会話に引きこまれる。リッチなおじさまを見つけるにはどうしたらいいか、と二人はしゃべっている。

「フィッシャー先生、〝バイアグラ・トライアングル〟って知ってます？」

「ええっと、どうかな」

「もう、ごまかさないでくださいよ。どこにあるんですか？　私たちだって、さっさとこんなところから脱け出したいんです」

この〝手早く玉の輿《こし》に乗る〟計画に、私たちは大笑いする。

「シカゴ駅からディヴィジョン駅のあいだのラッシュ通りのあたりだよ」と説明する。そこは誘われたい人と誘いたい人のあいだの駆け引きを見るにはうってつけの場所だ。僕だってつらい毎日から脱け出したいよ、と冗談を飛ばすうちに、パートナーへのメールをまだ送っていなかったことを思い出す。すっかり準備を終え、何度も読み返したあと、あらためて謝罪の言葉と今夜もう少し話をしようと急いで書き加える。一五分後に画面を見ると、さっそく返事が来ているのがわかったが、読むのはあとにする。

一九号室の女性は、尿が出ないと訴えて病院に来ている。年齢は五一歳、布マスクをして、スカーフで頭をくるみ、給食のおばさんがつけるような透明のビニール手袋をしている。ドアからいちばん遠い、ベッドから離れたところにある椅子に座り、私と目で挨拶する。

「こんにちは、フランクリンさん。どうしましたか」

彼女はあちこち寄り道しながら、だらだらと話をする。まず、局所疼痛《とうつう》症候群を患っていると訴え、CRPSという略称を使ったが、私もはじめて聞く言葉だった。痛みをやわらげるため電気的神経刺激装置を移植し、ほかに人工関節置換術も受けたことがあるし、腎臓結石もあるという。狼瘡《ろうそう》〔皮膚結核の一種〕のせいで脚や肺に血栓もできた。私は、トイレを必死になって探しているときの気分を想像し、彼女の緊張感のない表情や紆余曲折の物語と比べてみる。もし彼女が焦っていないなら、私も焦る必要はない。だから、ベッドの上の使われた形跡のないガウンの横に腰を下ろし、話を聞くことにする。彼女はようやくここに来た理由にたどり着く。

「尿が出ないんです。ぽたぽたとしか」

「なるほど。大丈夫ですよ。カテーテルを挿入すれば、圧迫感はとれます」

彼女は喜び、今まで何度もカテーテルを入れてもらっているし、じつは家で自分で挿入したこともあると話す。それから私の横にあるガウンに目をやり、「新しいガウンをいただける？　あなたはコロナウイルスがうようよしている部屋から来て、それに触れたから」

何の問題もない。ストレスだらけの世の中だから、気が休まるならそれに越したことはない。それにこの程度の頼み事なら私にも聞くことができる。

一四号室にいるのは全身がむくんだ若い男性で、とくに目のまわりや手足がひどい。ロバートというその若者は以前も同じ症状の経験があり、ある種の腎臓疾患のせいだと自分でわかっている。二五歳というのは、腎臓を悪くするには若い。髪は巻き毛で、オバマ大統領の似顔絵付きの赤いTシャツに、右膝が黄色、左膝が赤のブルーのスウェットパンツを合わせている。私が部屋に足を踏み入れたとき、マスクが片耳から下がり、電話で誰かと話をしていた。私が自己紹介をする暇もなく、「ママと話をしてもらえますか」と頼まれた。

「もちろん。スピーカーをオンにしてくれるかな」

喫煙者らしい母親のガラガラ声が室内に響く。「お元気ですか、先生」

「ええ、おかげさまで。はじめまして」彼女の説明によると、同じ問題で昨日もここに来たのだが、その日はロバートの誕生日で、病院で過ごすのはいやだと訴えるので、とりあえず帰宅したのだという。三人で話し合って、まず彼には入院してもらい、むくみをとる投薬をおこなって、原因となっている腎臓疾患を治療することに決める。母親は私に礼を言い、愛してるわと息子に告げる。私は彼に、何か質問はないかと尋ねる。

「ありません。これで大丈夫です」

左脚より右脚のほうが腫れていて、血栓も見て取れるのに気づく。「いつもこんなふうに右脚のほうがむくみがひどいの？」

「はい。二年前に銃で撃たれてからずっとです。ベッドを用意してもらえますか？　この椅子は居心地が悪くて。それとできれば食事も」

私はうなずくが、たとえそれほど忙しくないときでも、患者さんに食事の用意をするのは至難のわざなんだ、と釘を刺す。これは簡単な頼み事とは言えない。事務上の複雑怪奇なもつれを解きほぐす必要がある。

ヘロインの過剰摂取で朦朧としていた男性は目を覚まし、もう帰宅できそうだ。しかしバス代がない。私は救急科内を歩きまわり、ソーシャルワーカーのフランキーを探す。歩くと気が紛れてありがたい。同僚と出くわすたびに立ち止まって目を見合わせ、言葉を交わす。ソーシャルディスタンス命令が出されて二週間が経ち、なんだか会話の仕方さえ忘れてしまった。頭を撫でてもらいたくて尻尾を振っている子犬になった気分だ。子供がいる同僚たちはみな、子供の世話と自宅学習に苦労している。バーで飲む一杯のビールやレストランで食べるパスタを恋しがる者もいる。気が咎《とが》めずにまたそんなことができる日が来るとして、それはいつのことかな、と話す。

もう長いことジムに行ってないよ、と漏らす者もいる。誰もがコロナ前の生活が失われたことを悲しみ、人恋しくてたまらなかった。デスクに戻る途中、モリスの病室を覗くと、空っぽではないか。CTの順番を待ちきれず、勝手に出ていってしまった、と担当看護士が腹を立てている。

私は一瞬、携帯電話に目をやり、モンローからのメッセージを読む。喧嘩になってしまい、ごめんなさい、と彼女は謝る。通話が切れたとき、ひどく落ちこんだという一節を読み、ショックを受ける。頬と喉がかっと熱くなる。もっと話し合わなければいけないのに、二人のあいだには距離があり、フェイスタイムしか顔を合わせる手段がない。私はモンローに礼を述べ、帰宅したら電話をすると約束する。そして一つだけお願いをする。何か笑えるミームを送ってほしい。

自分の席から、右脚から血を流している男性を救急隊員が運びこむのが目に入る。走って近づき、部屋までついていく。男のブラックジーンズは血で濡れている。ストレッチャーには血だまりができ、救急隊員が彼のジーンズを切って脚をあらわにする。見ると、ふくらはぎの両側に銃創がある。八号処置室に運びこまれたストレッチャーに私も付き添い、内科のレジデントも応援に入る。救急隊員の「一、二、三」の掛け声で男をストレッチャーから椅子に移動させる。すでにベッドの空きがなかったからだ。彼の血まみれのナイキ・エアマックスとずたずたになったブラックジーンズを脱がせるのを私たちも手伝う。男は顔をしかめることも、怒号をあげることもしない。驚くほど我慢強く口をつぐんでいる。「何があったんですか」私は尋ねる。

「店の外で立っていたら、銃撃が始まって。何があったのか、まるでわかりません」

私たちは同年輩だから、銃をおもちゃにするような歳ではない。それでも彼はここに運びこまれたのだ。脚の脈は正常だったし、骨に異常はなく、脚の動きも正常だ。レジデントと私はレントゲンを撮り、血管損傷の検査をし、鎮痛剤を与え、いくつか生検もオーダーすることを決める。レジデントがパソコンで生検のオーダーをするあいだ、私はあらためて患者の脚を診察する。銃弾は、血管も神経も腱も靭帯も損傷することなく、きれいに筋肉を貫通したようだった。この人はとても運がいい。

それまで死んだように静かだったERがにわかに忙しくなる。別の二人の救急隊員がストレッチャーを押して走っていくのが目に入り、私は八号処置室を出て、二人に続き一二号室に入る。

「先生、また過剰摂取《OD》です」そこにいたのは、サングラスにジーンズ、ホワイトソックスのジャージ姿の三七歳の朦朧とした男性だ。救急隊員の話では、ベンチにいたこの男にナロキソンを与えようとしたら、気絶したらしい。

「ここがどこかわかりますか?」

「UIC」つまりイリノイ大学シカゴ校ということだ。ここから七マイル(約一一キロメートル)北のダウンタウンにある大学である。

「違います」私は告げる。「ここはシカゴ大学。あなたは今、サウスサイドにいるんですよ」

「嘘だろ!」男は叫んで急に体を起こし、咳ばらいをする。目の端に目ヤニがついているのが見え、喉で痰《たん》が絡んでいるのがわかる。男の喉がゴボゴボと音をたてると、私はぎょっとして、戸口までさっと逃げたくなる。

「すみませんが、マスクをしてください。コロナの検査は受けましたか？」

男は答えようとしない。「陰性に決まってる」彼は言う。

もちろん彼にわかるはずがないが、たぶん知りたくないのだろう。納得はできるが、理由は間違っている。もし陽性なら隔離されてしまうので、それがいやなのだ。私たちはほかのヘロイン過剰摂取患者にするのと同じ処置をし、あとは経過観察をする。

またパソコンのところに戻ると、二人の同僚がおしゃべりしている。一人は顔を半分覆う防毒マスクを装着している。これは三ミクロン以上の微粒子を一〇〇パーセント防ぎ、鼻から下の顔面を完璧にカバーする。両側にピンク色のフィルター、中央に青い面体という構成のそのマスクのせいで、彼の声はくぐもっている。目は医療用ゴーグルで保護していて、その上から薄くなりかけた白髪がのぞいている。リラックスして、何も不安はなさそうに見える。会話の相手のほうは、青いサージカルマスクと青いニトリルゴム手袋という格好だ。マスクは顎の下にさげられ、顔があらわになっている。手袋をつけた片手でキーボードを叩き、もう片方の手に持ったリンゴにかぶりついている。一人はきちんとパンデミック対策をしているが、もう一方はただの安全ごっこをしているかのようだ。べつに非難するつもりはない。誰だって気を抜くときはある。たとえあとで後悔することになっても。

ウイルスは、減ったとはいえまだ存在している。病院内でも患者数はだいたい安定し、減り始めていた。数週間前はどの患者にも症状がみられたが、今は三分の一程度だ。どうぞと言ってくれる患者には全員検査をし、そうでない人にも極力勧める。くしゃみや咳には敏感に反応してしまう。ウイルスは患者の体内に巣食うだけでは収まらず、今にもそこから飛び出し、私たちに取りつこうとうずうずしているように思えることさえある。そうならないようにマスクと距離で予防しているが、それが延々何週間も続くと疲れてしまい、ついガードが緩くなる。今ではスタッフはできるかぎりマスクを取ってデスクで飲み物をのみ、たがいに腕をまわして笑い合ったりしている。パンデミックが始まった当初、ERには毎日、レストランやセレブの人たちから〈われらがヒーローへ〉とメモを添えた差し入れがあったものだった。そういうこともなくなり、私たちはまた、ライスクリスピーか何かお菓子がないか戸棚を漁る生活に戻っている。コロナ患者が減ったこの新たな局面は、休息期間としてとてもありがたかった。誰もが疲弊しているからだ。とはいえ、これは一時的なものだと誰もが知っている。

私の最後の患者はとてもおしゃれな七九歳の女性で、シルバーのジャケット、シルバーのナイキ、グレーのジーンズ、グレーのシャツという装いだ。白髪まじりのアフロヘアが、まるで光輪のように顔を取り囲んでいる。弾丸を摘出してほしいと訴え、目を泣き腫らしている。三月に流れ弾が車のウィンドウに飛んできて、ガラスを破り、彼女の右目の上方に食いこんだ。そのとき彼女は翌日に友人たちとガーナ旅行に行くはずだったが、予定を変更しなければならなくなった。とはいえ、友人たちも新型コロナウイルス流行による渡航制限のせいで帰国を余儀なくされたので、あまり残念に思う必要もなかったのだが。すでに五月となり、顔面に銃弾がまだ残っていることにほとほと嫌気がさしたらしい。私は彼女の顔を調べたが、傷も腫れも見当たらない。傷はすでに癒えていたが、頭痛が続き、姿勢を変えると前頭洞で弾丸が動くような気がするという。摘出手術の予定が決まっては、そのたびにコロナウイルスのせいで延期になり、もうこれ以上我慢できないと訴える。

「取り出してほしいんです。今日すぐに」

「パソコンで確認したら、六月に手術が予定されていますよ」私は言う。

「そんなに待てません。頭がどうにかなりそうなんですよ！」激しく動揺している様子だ。肉体的な苦痛だけでなく、銃撃のショックが今も日々の生活に影を落とし続けているのだろう。暴力によって中断させられる日常。いま車を運転し、あれこれ考え事をしていたと思ったら、次の瞬間、銃弾がすべてを変えてしまう。銃弾の摘出を求めて来院する人は引きも切らない。彼女の場合、摘出手術は痛みを取るだけにとどまらず、銃撃事件という彼女の人生の一エピソードに終止符を打つ意味もあるのだろう。今日それができるわけではない。でも話を聞くことはできる。彼女が訴えるあいだ、私はその手を握ってうなずき続ける。

服を着替え、帰宅する準備をしていると、モンローからメッセージが来る。彼女から送られてきた、警官による銃撃を報じる『ワシントン・ポスト』紙の記事を読むため、いったん手を止めることさえしない。早く車までたどり着きたい、ただそれだけだった。今日も勤務の忙しさでいつものように疲れきっていたが、一日が終わる解放感を一刻も早く味わいたくて気が急《せ》いてもいる。がらんとした高速道路に乗るとうきうきして、スピードもラジオの音量も上げる。そうしてERから逃げている。でもERは同じくらい足が速く、こちらが高速道路を走っていてさえすぐに追いついてきて、私の心をぎゅっと締めあげる。何か見逃したことはないか？　何かし忘れたことは？　全部終わらせただろうか？　ずんずんと響くベースの音が、私の胸の内のしつこい不安とせめぎ合っている。アクセルを踏み、不安を置き去りにする。私はやり遂げた。私も、そして患者も、今日を生き延びた。ダンス・ミュージックがテンポを刻み、街灯がちかちか光って後方へ去っていく。私は今日の記憶をすべて頭の中から追い出す。心がふわりと浮きあがるが、それがいつまでも続くわけではないと知っている。夢の中で必ず何かが私を待ちかまえている。

翌日、暗い気持ちで目が覚める。昨日の記憶が頭にまとわりついて消えない。何か食べ物がほしい、とにかくベッドを用意してほしいと患者に求められて、どちらもはねつけた。患者たちに懇願されたのに、銃弾の摘出もできず、がんの痛みも緩和してあげられなかったことまでよみがえってくる。もっといろいろ要求はあったとわかっていたが、できることしかしてあげられなかった。あれでよかったのか？　患者のつらさを見て見ぬふりをすることに慣れてしまっている、その事実が心を深く蝕んでいる。そうわかってはいるが、どうしていいかわからない。

少しずつ進展していたモンローとの関係も距離とパンデミックに攪乱され、そこに避難はできない。これまでもずいぶん恋愛で悩んできた。こじれてしまったときに、それを乗り越えようとするよりいっそ断ち切ってしまったこともあれば、どちらかが遠くにいくとか病気になるといった思いがけない事態でだめになったこともある。「いい人はほかにいくらでもいるさ」と人は言うが、一度この人と決めたら、やはりできるだけのことはしたい。物理的な距離や仕事の多忙さで二人が離れ離れになると、要求に応えられない患者に対して冷淡にならざるを得ないように、モンローに対してもそうなっているような気がする。私はベッドで起きあがり、一日について考える。コーヒーを一杯飲んだら、彼女に電話しようと思う。

豆を挽く音、湯が沸くやかんの甲高い音が、新しい一日の始まりを告げる。コーヒーに何度か口をつけるうちに、昨夜病院でうまくいかなかったことやモンローとの距離が開きつつあることが胸にわだかまっていく。患者を必死に治療し、モンローを心から愛そうとは思っても、どちらも結局うまくいかないかもしれない。でもとにかく意志の力を信じよう、そして心を開き痛みを引き受けようと決める。愛をこの手につかみ、希望をなくさないためには、たとえ少しずつ離れていっても、彼女のほうに向かって走るしかない。生死の瀬戸際でぐらついている病人を治療したいなら、たとえ彼らが向こう岸に流されつつあっても、全力を尽くすほかないように。そのどちらにおいても、私はずたずたに傷つくだけかもしれない。でも、ほかに方法はない。痛みこそ、真の人と人とのつながりから生まれる恵みと超越の境地に続く、たった一つの道なのだ。そうした人とのふれあいに心を開くということは、喪失を受け入れるということだ。何度も何度も。私は長年経験してきたすべての喪失を思い、泣きたくなる。だが、いま泣いても何の役にも立たない。

私はモンローに電話をする。

7　ロバートへの手紙

ロバートへ

君は腎臓の問題で体がむくみ、僕のところに来たね。あれは君の誕生日の翌日のことで、君とお母さんにどういう治療をするか話をした。二五歳というのは、こういう健康問題を抱えるには若すぎる。普通なら体力も病気への耐性も充分な年齢なのに、君は虚弱な体でやっていくしかない。誕生日のお祝いをしたことでいよいよ病状が悪化して、入院を余儀なくされてしまったんだ。君はまず腎臓疾患によって、さらには銃創によって、若くして健康を奪われた。残念ながら、これは君だけの問題じゃない。このコミュニティでは、ほかに比べて、重い慢性疾患に悩まされている若者の割合が高い。でも僕にはどうすることもできない。覚えているかもしれないが、君に求められたとき温かい食事さえ用意できなかった。だが少なくとも君の健康状態について、またサウスサイドで君のような若者の多くが病に苦しまなければならない理由について、理解してもらう手伝いはできる。

まだ体に問題がなかった頃には、人体の驚異を、自分自身の体のすばらしさを、実感できたはずだ。相互に連携し合う体内組織、摂取と排泄のバランス、移動したり各部位を動かしたりする力、見たり感じたり聞いたりする感覚。人体はまさに奇跡だ。生まれたばかりのわれわれは弱く、抵抗力もなく、周囲に頼ることしかできない。リスクの多い一年間、きちんと栄養を与えられたあと、われわれは怪我や感染症を避けながら子供時代をとおして成長し、成人初期に体力のピークを迎える。

君と話をしたとき、僕は君の腎臓疾患に限らないもっと全般的な話をしようとした。君が自分の病気について、「どうして僕だけが？」と思いながらも仕方がないと考えているような印象を受けたからだ。でも、君のつらい状況を理解するには、一歩下がって広い視野で物事を見る必要がある。こんな話をして君が楽になるかどうかはわからないけれど、君はその痛みの根源を理解する必要があると思う。

体は、私たちにとって何より大事な財産だ。生まれてから死ぬまでのあいだ、人は体が許すかぎり、夢を見、希望を持ち、生き、愛し、何かを作り、育てる。年を取り、摩耗が積み重なるにつれ、体は健康を損なっては回復し、年ごとに体力も健康状態もよくなったり悪くなったりをくり返す。しかしある時点で、われわれの誰もが否応なく病気や怪我に捕まり、衰えを回復できなくなり、やがて命を落とす。疾患、感染、事故、暴力、老衰などによって、それぞれの寿命を迎えるのだ。だが、誰もが健康を損なう経験をするとはいえ、かけがえのないものだし、きちんと治療さえすれば、また健康バランスが戻っていく。

でも君の体には、サウスサイドの多くの体と同じように、ノースサイドに住む人々よりずっと早くから、疾病や怪我が蓄積されていく。そして、ノースサイドの人々と比べ、治癒して元の健康体を取り戻すことができない場合が多い。

〝健康〟という言葉を僕たちはしょっちゅう使っているが、実際のところ健康とは何だろう？ 世界保健機関（WHO）は〝健康〟についてこういう前向きな定義をしている。「ただ病気でないとか、体が弱っていないということだけでなく、肉体的にも、精神的にも、そして社会的にもすべてが満たされている状態」この定義を考えれば、われわれは誰一人として完全に健康な状態ではない。子供のときに暴力を目撃したり、成人後にストレスを受けたり、幼いときに充分な栄養をとれなかったり、逆に成人後に食事をとりすぎたり、そうしたさまざまな身体的・社会的要素がまざり合い、相互に作用しながら、母親のお腹にいるときに始まり長年かけて体を形成するあいだに、僕たちに影響し、そもそも完全に満足とはいかない状態になってしまう。とはいえ、まあ問題なく体が機能していれば、自分は健康だと考えていいし、人生の意義を好きなように追求できるだろう。

君は二五歳だ。二五歳といえば、人生で最も健康な年頃だと言える。でも君は腎臓に慢性疾患を抱えている。その年齢では早すぎるし、症状も重い。そのうえ以前銃創を負い、それがむくみや脚の痛みの原因となった。暴力行為の犠牲になっていい人など、この世にいないし、僕にはその痛みはとても想像できない。でも君はそんな慢性疾患を患っていてもとても落ち着いていて、無事に節目の誕生日をお祝いできたことが、僕としても嬉しい。つらいのは君だけじゃない。サウスサイドのあちこちの透析センターを見れば、すぐにわかると思う。この地域の腎臓疾患の多さを考えれば、家族にも同じ病気を抱えている人がいたとしても驚かない。あるいは、銃撃を受けた経験がある人さえいるかもしれない。もっとも、病気については遺伝病かもと疑っていたとしても、撃たれたのは運が悪かっただけだと思っているだろう。そのとおりかもしれないし、避けがたい問題なのかもしれない。でも、問題の原因は、君が考えるものとは違っている。

健康状態に関するどんなデータを見ても、ここサウスサイドに住む君のような黒人は、ノースサイドの白人住民と比べて遅れをとっている。一生を通じて、生物学的にも、行動学的にも、社会的にも、白人たちとは異なる経験をさせられるせいで、僕たちは年不相応に早熟だったり、逆に未熟だったりして、健康が阻害されがちなんだ。われわれ医師は年々このプロセスについて理解を深め、よくある疾患の多くについて原因の究明に大きな進展を見ている。子供の死亡率を抑制したり、数々の感染症を治療したり、延命率やＱＯＬ《クオリティオブライフ》を改善したり。たとえば、アメリカ人のあいだに蔓延する肥満も要因の一つで、今や太っているのは例外ではなく、むしろ標準のようになっているありさまだ。こういった問題に対する僕たちの知見はどんどん深まっているというのに、医療の進化を人々にまんべんなく広めることができない。白人より黒人に、裕福な人より貧困に苦しむ人に、健康問題は強く影響する。君や君の家族（もそうだとして）の腎臓疾患は、必ずしも不運だったからとは言いきれない。そして君が撃たれたのも、必ずしもその場所にいたタイミングが悪かったからとは言いきれない。そうした疾病や怪我にはパターンがあるんだ。ノースサイドよりサウスサイドのほうが健康問題が深刻である要因は、たとえば、よくある慢性疾患で研究も進んでいる糖尿病を例として考えると、顕著にわかる。

糖尿病は、血糖値が上がりすぎて、体がそれをエネルギーとして使いきれない疾患だ。僕たちはインスリンによってブドウ糖を分解するが、糖尿病の人はインスリン量を調節できなくなる。糖尿病には二つの種類があり、成長途中の子供がなりやすい1型糖尿病は、体がインスリンを分泌できなくなることが原因だ。2型糖尿病は成人後の生活習慣と関係が深く、体内にインスリンがあってもそれを使うことができなくなる。インスリンの役目は、血中の糖分を取りこみなさいと細胞に命じ、細胞はそれをエネルギーにして、血糖値を下げる。糖尿病とインスリンの関係が明らかにされたのは一九二一年のことだ。細胞とホルモンが協力して人を病気にしたり健康を保ったりするこの仕組みを解明したフレデリック・バンティングとジョン・マクラウドは、二年後にノーベル生理学賞・医学賞を受賞した。インスリンの発見によって人の体で何が起きているのかはわかったものの、どういう人が病気になりやすいか、また、その理由については、まだはっきりしなかった。インスリンを調べても、なぜ黒人が糖尿病になる傾向が強いのか、教えてはくれない。低収入の人のほうが糖尿病になりがちなのはどうしてか？　特定の地域で糖尿病が集中発生する理由は？　この疑問の答えが、僕たちの体と社会との複雑な相互関係を理解するヒントになる。

　君は、僕が生まれ育ったのと同じコミュニティ、シカゴのサウスサイドに住んでいる。じつはサウスサイドの自然環境と人工的な環境の両方、つまり街のインフラから飲み水の質に至るまで、そのすべてが僕たちの生命力を左右しているんだ。それはどの地域でも同じことだ。実際、君の全般的な健康の五から一〇パーセントは環境によって定まる。大気汚染がひどい工場地帯の近くではぜんそく患者が増えるし、傾斜路やエレベーターがない建物などバリアフリーが進んでいない場所では、障害者の症状が悪化しがちだ。水に鉛が含まれている、暴力が横行しているといった地域では、子供の健康に影響が出る。しかもこういう状況は各地域に均等に広がっているわけでも、ランダムに降りかかってくるわけでもない。たとえば、健康的な食事の選択肢の有無によって、肥満傾向や糖尿病の罹患率が変わってくる。二〇一〇年、アメリカ人の約一〇パーセントが〝食の砂漠〟――栄養価の高い食べ物を手に入れにくい地域のこと――に住んでいることがわかった。そういう地域はほぼ例外なく、スーパーマーケットが店を開こうと思うような購買力がない、収入の低いコミュニティであり、その貧しさゆえに、住民は健康的な食べ物を買うために近隣に足を延ばすこともできない。シカゴでは、黒人は人口の三〇パーセント程度だが、食の砂漠に住む人の約八〇パーセントが黒人であり、その大多数がここサウスサイドの住民だ。糖尿病は血糖異常の疾病だが、貧困と人種と糖尿病が結びついているのは環境の問題だ。君の全般的な健康の一〇パーセントが環境で決まると、さっき言ったことを思い出してほしい。この病気が環境から来るものだとしたら、もっと健康的な場所に移らないかぎり、君の力ではどうすることもできない。

君のような健康問題を抱えている人の多くは、食生活を変えたりもっと運動したりすれば解決できると考えている。もちろん間違いではない。行動が健康に影響しているのは確かだよ。喫煙習慣、睡眠や運動パターン、安全な性生活が、僕たちの身体および精神の健康の三、四割を決定づける。だがそれでも、外部要因は大きい。シートベルトやコンドームを使うこと、野菜を食べたりコカインを摂取したりすることは、単純に自分の意志の問題だと思うかもしれないが、じつはその意志を決めているのは環境なんだ。

たとえば、糖尿病のような慢性疾患の多くは、喫煙や運動不足など生活行動で形成される。一方で、喫煙は広告に促されたり、店で手に入れやすいかどうかに左右される。じつはメンソール煙草は、何十年ものあいだ、君や君の隣人たちに略奪的マーケティングによって押しつけられていたと聞いたら驚くんじゃないかな。定期的に運動するにはそのための余暇が必要だが、労働者階級に所属する人は得てして自分で仕事のスケジュールを決められないし、生活のために仕事を二つ三つ掛け持ちしているケースも多い。病院から南へ徒歩で一時間ほどのところにあるアヴァロン・パーク地区では、定期的に運動ができない成人が三四パーセントにのぼるのに対し、ノースサイドのリンカーン・パーク地区では一二パーセントにすぎない。その一方で、喫煙率は三〇パーセントで、逆にノースサイドではわずか九パーセントだ。ノースサイドには健康に寄与する選択肢が豊富なのに、このあたりにはほとんどない。君のコミュニティの人々が選べるのは、「リスキー」と「よりリスキー」のあいだにあるものだけなんだ。

もっとどうにもならないのは社会環境だ。君の健康状態の二割から三割が、家族の裕福さや教育度によって決められてしまう。幼少時の発達度、教育、差別経験、文化度などの要素が人の成長や健康に大きな影響を与える。激しい貧困、低教育、少ない可処分所得が健康を阻害し、生活の質を落とす。反対に、裕福さ、高い社会的ステータス、高度の教育は、疾病や怪我から人を守ってくれる。シカゴでは、コミュニティ間でこうした社会環境に大きな格差が生まれている。サウスサイドのイングルウッド地区では失業率が二五パーセントにのぼるが、ノースサイドのレイクヴュー地区では三パーセントだ。また、イングルウッドでは二三パーセントの子供が高校を中途退学するが、レイクヴューでは高校を卒業しない者はわずか二パーセントにすぎない。シカゴの居住区の区割りは、そのまま学歴、収入、糖尿病の地図にもなる。そして、新型コロナウイルス罹患率の地図にも。

サウスサイドに住む家族は学歴がなく、収入も財産も少なく、そのせいで物やサービスに手が届かず、法律にも守られない。機会や保護措置はノースサイドに集中している。その結果、サウスサイドに密集して住んでいる黒人たちは健康上のリスクに必然的にさらされている。障害を負う恐れのある仕事、病いにつながる食事、息を詰まらせる空気、人の命を奪う銃。単純に勝ち組と負け組ということになるのかもしれないが、ただしこの勝ち負けは競争の結果ではない。競争があったのだとしても、少なくともフェアな競争ではない。生まれた時点ですでに勝負はついていて、しかも取り引きされるのは人間のいちばん大切な財産だ——僕たちの健康である。シカゴでは、近隣のグランド・ブールヴァード地区から救急外来に駆けこんでくる人たちは、ノースサイドのループ地区に住む人々と比べ、糖尿病で脚を切断する割合が八倍近くになる。すぐ近所の、治安の悪いイングルウッド地区の人たちの平均寿命は五九年だが、ストリートヴィル地区の人々は九〇年だ。イングルウッドの住人は、リヴァーノースの住人と比較して、糖尿病で入院するケースが九倍にものぼる。

ロバート、君は近所で撃たれ、重い腎臓疾患で入院もした。まだ二五歳にもなっていなかったのに。銃撃を受けたとき外にいたのが運の尽きだったとか、もっと食生活に気をつけていれば腎臓病にならずに済んだとか、そんなふうに思っているかもしれないが、実際には、君にはたぶんどうすることもできなかったんだ。君が腎臓病になりやすかったわけ、銃で撃たれる可能性が高かったわけは、君と君が住んでいる社会のあいだの複雑な相互作用の結果だ。生まれ育った場所によって形成された君の行動、住んでいる環境、そして社会そのもの、このコンビネーションが、君や、君のいるコミュニティ全体にリスクを背負わせている。銃が減り、仕事が増え、食生活が豊かになり、環境汚染が減り、その他いろいろなことが改善されれば、君もこんなふうに病院に来ることなど考えずに、華々しく二五歳の誕生日を祝えたかもしれない。誰だって寿命を縮めたいなんて思っていないが、地域内格差、生まれながらの社会階級、差別的な環境を個人で変えるのは難しい。

自分の家族やコミュニティが健康面で問題があるとわかっている人は大勢いて、どうせ遺伝なんだとあきらめている。君自身、腎臓疾患は遺伝病だと思っているかもしれない。実際、医者でさえ、黒人の健康問題は親から子へ受け継がれてきた遺伝子に刻まれたものに違いないと信じている人が多い。たしかにそういう面もあるのは事実だが、すべてではないとはっきり言っておく。そう、体形や生体機能については、骨密度から身長に至るまで、君の遺伝子の中に暗号化されている。小学校のときに、エンドウ豆の形で遺伝について誰もが習う。あの二×二の表を作って法則を理解し、周囲を見まわして人の目の色や背の高さに当てはめてみたものだった。これはなるほどと思えるが、しかしこの法則を人間の疾病に適用しようとすると、たちまち破綻する。遺伝要素が人の健康問題を決定する割合はわずか二割程度なんだ。

ハンチントン病、ダウン症、嚢胞性繊維症、鎌状赤血球貧血など、一部の慢性疾患は完全な遺伝病である。もし両親からそうした遺伝子を受け継いでいたら、発症は確実だ。しかしそうしたひと握りの疾病を除けば、私たちの遺伝子は環境に合わせてその内容を示す。背が高くなる要素を持っていたとしても、子供時代の食生活が成長後の身長にものを言う。君の糖尿病や腎臓疾患の傾向は、ハンチントン病などとは違って遺伝子がじかに関わるものではない。むしろ、外的要因、つまり幼い頃からの食生活や運動など、何にさらされ何から守られたかという無数の要因に左右されるリスクだ。寿命でさえ、それを遺伝的要素が決める割合はわずか一割にすぎない。残りの九割は、社会、文化、経験によって定まる。たとえば結婚のような社会的つながりを持つパートナー同士、つまり遺伝子はまったく異なっているがライフスタイルはほぼ同じカップルは、遺伝子を共有するきょうだいより、たがいの寿命に強い相関関係が見られる。裕福な生活あるいは貧困な暮らしを共有することは、DNAをしのぐんだ。

われわれは何世紀も前から、健康状態に影響を与える〝人種〟遺伝子コードを探し続けてきた。しかしこれだけ長く研究されているというのに、今のところ結果は出ていない。祖先を示す遺伝要素はあっても、人種というのは時代や場所によって定義が気ままに変わる分類なんだ。一九三〇年、アメリカ国勢調査局は〈メキシコ人〉を一カテゴリーとしていたが、一〇年後、メキシコ人は〈白人〉に分類された。一九三〇年代のメキシコ人について、人種の分類が変わったことに伴って、彼らの糖尿病リスクについても再定義するべきなのか？　遺伝要素あるいは生体分子要素を、この人種といういい加減な分類と結びつけることに躍起になり、われわれはしばしば、社会というメカニズムに統制されている、もっとはっきりしたより大きな健康要因を無視しがちだ。

階級や社会慣行もまた、世代から世代へと受け継がれる。地域環境が〝食の砂漠〟を作りあげ私たちの健康に影響するとすでに書いたが、子供たちが徒歩でよい学校に通えるか、銃による暴力が横行していないか、といったことも地域環境の問題だ。こうした状況も遺伝する。たいていの大人たち、とりわけ学歴がなく収入も低い者たちは、なかなかコミュニティから離れようとしないからだ。僕は生まれ育った場所から七マイル（約一一キロメートル）しか離れていないところに住んでいるし、君の場合、実家はもっと近いんじゃないかな。一般に黒人は、白人に比べて両親のそばで暮らす傾向がある。アメリカでは、危険な環境下（それはパンデミックになるとますます危険になる）で働いたり暮らしたりすることから人を守ってくれるのは、得てしてそのときの収入ではなく、親から継いだ遺産だ。遺産がないと、危険な状況を脱出して安全な場所に行くのははるかに難しい。一八六三年、アフリカ系アメリカ人は国富の〇・五パーセントしか所有していなかったが、二〇一九年になっても一・五パーセントをわずかに超えた程度で、それは人口増加率とおおよそ同じ割合だ。僕は長年両親からずいぶんと援助を受けてきた。君のお母さんとも会ったけれど、君をとても大事にしていることがうかがえたし、きっといろいろと助けてくれているんだろう。でも、僕は相続財産の恩恵は受けておらず、それは君も同じだと思う。金銭、不動産、ビジネスを始めるためのコネ、法的保護といった、生物学的遺産とは別の遺産変数について考えれば、なぜサウスサイドの住人はノースサイドの人々に比べて病気になりやすいか、そして、なぜ何世代ものあいだ同じパターンがくり返されるのか、おのずと明らかになる。

つまり、人種というものを定義する生物的な裏付けはないのだから、健康の不均衡は自然なメカニズムだという理論はでたらめだということがわかる。それでも、医者にしろ学者にしろ、こんなに黒人と白人の有病率に差があるのは治療対象者の体内に原因があるからで、社会構造やシステムとは関係がない、とする説を信じている人が多すぎる。すると健康格差は、折々に治療や支援をすれば解決するという考えに直結する。いや、誤解しないでほしい。それをおこなうのが医者や学者にしろ、僕ら個人にしろ、折々の介入はとても価値がある。でもそれでは不充分なんだ。われわれは今まで、健康的な行動にしても、地域の影響にしても、社会環境にしても、おのおのでなんとかしろと個人に負担を押しつけ、そうやって社会を責任から放免してきた。たしかにわれわれは自分の体のために、僕のような医師であれば一人ひとりの患者の健康のために、できるだけのことをしなければならない。しかし、いま見えているような、個人が集まった大きな集団のパターンを形作るのは、社会なんだ。おおやけの政策や医療および公衆衛生方針が僕らの町を形作り、資源を分配し、住環境を作り、人々に選択肢を提供し、最終的に僕らの健康を形成する。そうした社会的決定が、ノースサイドとサウスサイドの不均衡を生むんだよ。

人種で街を階層化させ、最良の医療資源として集めたものをノースサイドへ流すシステムを、われわれは作りあげた。シカゴの格差社会が、何世紀にもわたって物資や資源、機会と制限を分配し続けてきた。僕らの社会的ネットワーク、食料、富、教育、雇用、住宅を決めているのは、いま住んでいるコミュニティだ。何世代にもわたって引き継がれてきたこのヒエラルキーこそが、誰を健康にし、誰を病気にするか、指示している。われわれの社会は資源を選り分けて、ノースサイドに住む白人が健康に長生きできるようにし、サウスサイドの黒人にはハンディキャップだらけの短い人生を押しつける。黒人の痛みに満ちた短い人生と太くて長い白人の人生は交わることのない平行線だが、じつはリンクし合っているのだ。

銃撃を受けた日だけでなく、生まれてきた日も、君は不運だった。腎臓に問題が出て、そして街で撃たれたことは、大部分が君の住むこの地域、都市、国のせいであって、君の行動のせいじゃない。いや、はっきり言って、君の行動にはそれを決める力さえなかったんだ。今日僕は、君や君の一日が、ここに来たときに比べれば少しは健やかになる手伝いができたと思う。君は若いが、病気のせいで同級生より生活の質は落ちるだろうし、寿命も短くなるかもしれない。自分の体なのに自分ではどうすることもできないなんて、忸怩たるものがあるだろうが、僕がこんな話をしているのはそのためじゃない。君が病気なのは君が悪いからじゃないとわかってほしいんだ。そして、君の知るまわりの人たちも、病気だろうと、撃たれた経験があろうと、少しずつ死に向かって坂を下っていようと、見えない敵を相手に、知らないうちに厳しい闘いを挑んでいるってことも知ってほしい。だが、けっして勝てない勝負ではない。もっと正当で平等な社会さえ実現できれば、サウスサイドに住む人たちだって将来健康的な生活ができると知ったら、気持ちが明るくなるのでは？　資源の分配を偏らせ、分離を強化する政策は、きっと変えられる。自分を責めてばかりいると、僕らに必要なもっと大事な闘いが目に入らなくなってしまう。闘いに臨むその日まで、なぜわれわれのコミュニティがこれほど病んでいるのか、君の声をもっと社会に届けるにはどうすればいいのか、この手紙を読んで少しでも理解してもらえたら嬉しい。

前進あるのみ。

トーマス・I・フィッシャー

8　二〇二〇年七月四日

救急医療科に詰めて一週間が経つ。そのあいだにシカゴはだいぶ暑くなり、湿度は高いが、気温三〇度でうららかな陽気だ。しかしシカゴでは暑いのも善し悪しだ。祝日が重なるこの週末、気温の上昇に合わせて暴力沙汰もヒートアップした。私は午前一〇時からのシフトに向かう途中、警察無線を確認し、救急外来で何が待ち受けているか覚悟する。昨日七月三日、私が妹と外出して姪《めい》と遊ぶあいだに、一一人が銃で撃たれ、一人が死亡した。暴力の波は夜更けに最高潮を迎える。朝になるまでにさらにもう一〇人が銃撃され、死者は三人増えた。ソーシャルディスタンスを保った祝日を楽しむノースサイドの多くの人々にとっては、サウスサイドやウェストサイドで不機嫌に火を噴く銃のことなど、テレビ画面の脇に流れるテロップでしかない。結局、祝日の週末の最初の二四時間に銃で撃たれた人は、計二五人にのぼった。

スクラブ供給機をめざして裏の廊下を歩くうちに、当直の外傷外科医とばったり会う。元軍医らしく頭をきちっと刈りこんだその外科医は、すでにスクラブを脱ぎ、黄色い海兵隊の紋章入りの運動用短パン姿だ。軽く「元気か、ダーク？」と挨拶すると、彼は肩をすくめて言う。「まるでゾンビだよ。昨夜はほんとに忙しかった。次々と銃創患者が運ばれてきて、それが朝まで続いた。すでに一人死んだよ」普段はボディランゲージの端々に軍隊仕込みの規律正しさが表れているのに、今日の彼は肩がだらしなく落ちている。一〇フィート（約三メートル）のソーシャルディスタンスをとって、私は首を振る。

「次のシフトはいつだ？」

「今日は待機要員なんだ」

「戻るまえに食事をとって、少しは休めるといいな」彼が立ち去ると、私は急に足が重くなり、床が砂に変わったような気がする。

スクラブを手に入れるため隅にあるマシンに近づくと、見かけない医師が私に続いた。黒人医師はそう多くないので挨拶はしたが、立ち話をする暇はない。どうやら新顔の研修医《レジデント》が到着したらしい。

新しいスクラブを着て、救急科へ向かう。青いサージカルマスクに加え、同僚のフィリスお手製の紫の布のヘアキャップも着けて、防御態勢は万全だ。今日は補助役で、外傷患者の気道管理と精神科患者を担当する。人と交替するわけではないので、私の到着を今か今かと待つ疲れきった顔はない。エリア内の患者をフォローしてくれる同僚を待つ主任医師がいるだけだ。パソコンでトラッキングリストを確認したが患者はまばらで、待合室には誰もおらず、治療室の多くは空っぽだ。血まみれの一夜が明けたあと、今日は落ち着いたスタートを切ったらしい。

いつもの消毒の儀式を終えたあと、救急科内を確認していく。二四号室から三〇号室まで大部分は空いていて、スタッフはおしゃべりしたり、ネットサーフィンしたりしている。静かな雰囲気で、精神科室にも珍しく患者がいない。そのまま外傷エリアに進むと、スクラブ供給機のところで見かけた新しいレジデントと鉢合わせする。

「どうも、救急科のトーマス・フィッシャーです」と自己紹介し、彼女と肘《ひじ》を打ち合わせる。私と背の高さがほとんど変わらず、マスクとゴーグルをつけ、長い髪はふわっとした使い捨てのヘアカバーにたくしこまれている。

「ルネと申します。今日が初日なんです」私は彼女のＩＤを見て、救急医療科のレジデントだと知る。

「へえ、救急医療科なのか」昔から研修プログラムの中でも、救急医療科は黒人医師が突出して多かった。ところがこの数年その伝統が絶えかけていたので、次世代の登場は心が躍る。

「はい。今月は外傷外科のローテーションです」

「ようこそ。来てくれて嬉しいよ。実際に一緒に働くのは来年だろうけどね。そうなったら密に連携することになる。それまでは、何か困ったことがあればいつでも相談してくれ」彼女は礼を言い、私は外傷エリアを出て、明るい気分で患者のところへ向かう。

その後、ルネはコネチカット州の出身で、東海岸で医学を学んだと知る。彼女が北東部ニューイングランド地方以外で暮らすのはこれが初めてらしい。シカゴの黒人は大部分がアメリカ最南部からの移住者の末裔《まつえい》だが、東海岸では、南部海岸地方出身の黒人に加え、方々から逃れてきた黒人が入りまじっている。彼女は、慣れ親しんだ黒人コミュニティとは似て非なる人たちを治療することになるだろう。あなたを誇りに思う、と患者たちは盛んに言い、孫に会わせようとし、家族しか知らないとっておきの秘密を明かすだろう。特別な三年間を経験するはずだ。

その日シフトが重なるのは、同僚になってもう一五年になる、レジデント・プログラム責任者のジャネットだ。今日彼女は青いスクラブを着て、黒地に赤と白の水玉模様の靴下を履き、黒いヘアキャップにブロンドの髪をたくしこんでいる。社交性のかたまりみたいな女性で、一度会っただけでその人の名前や履歴を完璧に記憶してしまう。彼女とのシフトはいつもスムーズに流れ、会話も肩が凝らない。二人のあいだには六フィート（約一・八メートル）以上の距離がある。ずらりと並ぶコンピューターの前にいるが、デスクはそれぞれ通路で分かれている。救急医療科の会話は今では必ずウイルスの話題で始まり、それはやがて彼女がバーチャルでおこなっているレジデントの面接、選抜、研修の件に移っていた。やがて、最近二番目にホットな話題、この国のリーダーの話になった。

昨夜、ラシュモア山でトランプ大統領がいつものように派手な演出で演説し、地元の反対者たちが次々に取り押さえられ、パレード飛行がおこなわれ、国旗が振られるさまを観た、とジャネットは言った。まさにアメリカを象徴するようなイベントを眺めていて、あんなに不安に駆られたことはなかったという。大統領の側近の一人がウイルス検査で陽性になり、ワシントンD・

C.に送り返されたばかりなのだ。
「大統領が検査で陽性にならないのはどうしてなの？」ジャネットが尋ねる。

それには私も首をひねっている。「さあ、わからない。びっくりだよな。ウイルス陽性の連中に囲まれて、マスクもしてないのに、いまだに感染していないなんて」

「ボリス・ジョンソンの身に起きたことを思うと、トランプが感染すれば、たぶんアメリカもウイルスのことをもっと真剣に考えるようになるんじゃないかな。今の状態は、ほんと最悪よ」

三月末、イギリス首相が新型コロナウイルスに感染したことが発表されると、イギリスではたちまちウイルス対策が厳しくなった。トランプが人一倍検査を受け、周囲の感染者の追跡も綿密におこなわれ、ソーシャルディスタンスも徹底されていることは確かだ。その点では私たちの意見は一致している。この国の国民みんなが同じ恩恵を受けられたら、と願うばかりだ。今の時点で二八〇万人が感染し、一二万二〇〇〇人以上の死者が出ているのだから。

あらゆる人々の人生が一変した。もう何か月も親しい人と会っておらず、当たり前の行動やおなじみの場所が危険に思え始めた。ハグすること、外食すること、酒場で人と酒を飲むこと、そのどれもがもはや無謀な行為だと感じる。しかしERでは別の感覚だ。三月や五月の感じ方とさえ、違っている。医師やスタッフの中には、でたらめな装備のままウイルス陽性患者と接している者がいて、発熱や咳をしている人がそばにいることが普通になってしまっている。だが私は違う。救急科にいるときは入念に個人用防護具《PPE》で身を固める。マスクを下ろしている人がまわりにいると不安になる。ジャネットと話をしていても、適度な距離がある自分のデスクから離れない。たとえ話を人に立ち聞きされるとしても、べつにかまわない。新型コロナウイルスのパラドックスが私の本能を壊しつつある。普通に人と交わることまで避けている自分はどうかしていると思うのに、人がリラックスしているところでもガードを下げられない。

シフトが始まって一時間後、最初の患者が現れた。二九号室で私を待っているのは七一歳の女性、クロフォードさんだ。担当レジデントのブライアンによれば、横になったり、短い距離でも歩いたりすると、息切れがするのだという。最近も同じ症状で入院して、退院時には、一日三錠飲んでいた利尿剤を一錠に減らすように指示された。帰宅して一週間後、脚が攣《つ》り、むくんでいるのに気づき、やがて呼吸困難が再発した。

彼女は白髪まじりの髪にパーマをかけ、いわゆる〝ザーマス〟眼鏡をチェーンで首から下げている。

「おはようございます、奥さん。ドクター・フィッシャーです。気分はいかがですか」

「まあまあよ、ベイビー」南部の訛りがある、やさしい口調だ。クロフォードさんはきちんと身なりを整え、病院着の下には柄入りのワンピースを着ている。私は祖母を思い出す。人前に出るときには、最良の対応をしてもらえるよう、いつもしゃんとした格好をしていた。

「言われたとおりにしてるのよ」と彼女は言う。「治そうと努力してるの。でも、うまくいかないみたい」あれを試しこれを試しの紆余曲折について聞かされるうちに、本人もすっかりうんざりしていることが伝わってくる。脚のむくみと呼吸困難のほかにも、しばらく前から背中が痛み、二週間前に痛みをやわらげる注射を打ってもらったという。

「入院しなきゃだめかしら」クロフォードさんはおずおずと言う。

「そのほうがいいかもしれません。無理強《じ》いするつもりはありませんが、入院したほうが楽でしょう。気持ちよく過ごしてもらいたいですし、呼吸の問題についてきちんと原因を突きとめたい」

「わかったわ、ベイビー。何でもするつもりよ。ちゃんとできるだけのことをしたほうがいい。二度と戻ってきたくないし。どうか治してちょうだい」私はこの〝ベイビー〟をずっと聞いて育ってきた。彼女とはべつに血のつながりがあるわけではないが、それでもカンザスでの夏休みやデトロイトでの感謝祭みたいに親しみを感じる。でも、私の祖母だったら、体の不調については医師に適当に対処してもらい、必要な治療ではなく自分に都合のいい措置だけさせてお茶を濁しただろう。とにかく、彼女が私に寄せてくれた信頼を尊重して、症状を必ず抑え、安心して過ごしてもらわなければ。そして、もう病院に来なくて済むようにするにはどうしたらいいか、正しい指示をしよう。もし呼吸の問題が投薬で治る単純なものならそうするし、そうでないなら原因を調べよう。彼女のような患者こそ、私が医者になった理由だ。ここ、救急医療科で医師を務める所以《ゆえん》なのだ。

「ええ、必ず。約束します」私は彼女の手を軽く叩き、部屋を出て、ワークステーションにいるブライアンに状況を知らせにいく。

ブライアンはまもなく二年目になるレジデントで、同期の中でもポテンシャルの高い医師の一人だ。研修段階から次のステップへ移る力がすでにある。研修医は人の力を借りるのが当然だが、二年目に入ると、逆に人に手を貸すほうにまわることが期待される。研修中は学ぶことだらけだと誰もが知っているし、自分は何でもわかっていると下手に自負する新人医師ほど危険なものはないが、ブライアンは賢明にも身の丈を知っている。それはこのシフトに入っているダニアという新しい研修医も同じだった。マサチューセッツ州出身の彼女は、神経質とも思える丁寧さで患者に対処していく。私としても、二年目のレジデントの爪先を踏まずにどこでどう手を貸すか、見極めなければならない。

救急車エリアに、ストレッチャーに年配女性を乗せた二人の救急隊員が到着した。彼女は声こそ発していないが、苦痛に顔を歪《ゆが》めている。二人は三四号室に向かったので、私も椅子を立ってそちらへ急ぐ。

「やあお二人さん、どんな感じ？」

現場にいた救急隊員から前後の状況をじかに聞くのはとても重要だ。すぐに治療に取りかかれるよう、二人からの報告を期待したものの、無視されたので、もう一度言う。「おい君たち、彼女は体調が悪いのか？」二人の救急隊員と三人の看護師はみなマスクをつけ、年配女性をストレッチャーからベッドへ移すことに集中している。全身をシーツに包まれた彼女は、青い模様入りのゆったりした部屋着姿で、鼻と口は青いサージカルマスクで覆われている。白髪まじりの髪には水色のスカーフが巻かれている。もう一度尋ねて、ようやく応答が返ってくる。

「はい、先生。返事できなくてすみません。外で転んで、近所の人が彼女の脚に気づいて九一一に電話したんです」

「脚の様子は？」

「わかりません。転んで、怪我をしたらしくて」

「頭は打ったのか？」

「わかりません」

この二人の救急隊員から事情を聞き出すのは大ごとだった。大多数の救急隊員は優秀だが、なかにはいい加減な者もいるし、何もわかっていない者もいる。この二人は、移送した患者について医師に状況を訊かれることに慣れていないらしい。だが私は必ず尋ねるし、たいていは診察を始めるのに役立つ情報がもらえる。もっと何かないのかと彼らをせっつくのは疲れることで、患者をちゃんと見ていたのだろうか、と少し不安にもなる。だが、大事なことなのだ。もう一度促すと、二人はやっと彼女が八四歳で、転んで脚をひねったのだと明かした。転んだあと立てなくなり、近所の人がそれを見て救急に連絡したのだという。女性の脚は膝ぐらいまでは問題ないが、右膝から足先にかけて九〇度左に曲がっている。私はすぐに、彼女は耳が聞こえにくいと知る。パンデミック前は、そういう人の場合、耳に口を近づけてしゃべったり、相手に聴診器を与えて聴音盤に小声で話しかけるようにしていたのだが、今は「はい」か「いいえ」で答えられる質問をわめきたてるしかない。私の質問を彼女が全部理解しているとは言いがたいので、とにかくレントゲンと頭部と頸部のCTをオーダーする。じつは頭を打っていたと後でわかったときのためにも、頭部損傷を見逃したくない。私は彼女に、脚を手術する必要があるかもしれないと大声で告げる。看護師とブライアンと私とで、鎮痛剤は何にするか相談する。フェンタニルは効果が高いが、老齢女性の場合、譫妄《せんもう》が出たり便秘になったりする恐れがある。ケトロラックは腎臓によくない。タイレノールは安全だが、痛みが充分取れないかもしれない。完璧な答えは見つからないので、タイレノールを与えて、骨折箇所にリドカインをじかに注射することにする。

私は部屋を出て手を洗い、救急科をまっすぐ進んでそのまま二五号室に向かう。二五号室の患者はごま塩の無精ひげを生やし、〈シボレー〉のトラック運転手用キャップを白髪のアフロにちょこんとのせた、年配男性だ。名前はジョーンズ。

「ちょっと、そこ気をつけて。小便をこぼしちまったから」

彼が指さしたところを見ると、床で尿が水たまりになっている。

「注意してくれてありがとう。すみませんが、マスクを鼻のところまで引っぱりあげてもらえますか」

マスク専門の風紀委員になったような気分だが、患者はおとなしくマスクを上げてくれた。ジョーンズさんは右手が腫れて痛み、物がうまくつかめないという。

「肩まで痛むんですよ、先生。ううっ、くそっ」彼は肩を動かそうとして顔をしかめる。これといって思い当たる節はないのに、二日前から痛むらしい。悪いところはあちこちあるが、そのどれが原因か特定できない。「どうか診てください、先生」彼は言い、ソーセージのように腫れあがった右手の指を見せる。動かすことはできるし、脈拍も正常だが、漫画みたいな大きさだったから、動作が思うようにいかない。小便がこぼれたのも無理はない。

担当レジデントのダニアを探し、彼女の見立てを尋ねる。肩か首に血栓ができているのではないか、という彼女の心配は妥当だった。生検をおこない、超音波で血栓を探すべきだと二人とも考えるが、今日は祝日なので超音波が使えない。仕方がないので抗凝血剤を与え、できるだけ早くまた診察に来るよう勧めることに決める。リスクの高い薬を出して家に帰すのは最善策ではないが、ほかにどうしようもない。もし転んで頭を打つようなことがあれば、本来軽く済む出血でも、抗凝血剤のせいで大惨事になる恐れがある。でも検査ができない今、こうするしかない。ダニアは最悪のケースを見越して心配する。まだ新人なので、先の見えない、失敗の可能性に満ちた難しい状況を、できるだけうまく解決したいと焦っているようだ。そこで、ほかにも手の腫れの原因になりそうな要素はないか見つけるために一連の血液検査をし、超音波検査をおこなう日時をはっきり決めることにする。私たちは一緒に病室に戻り、ジョーンズさんに話をする。

救急医療科にこもってすでに三時間半ほどが経ち、エアコンの爆音が耳について、陽の光が見たくてたまらなくなる。私はほとんど人のいない待合室を通り抜け、途中でおしゃべりしている警備員たちに会釈して、外に出る。いつもなら角にパトカーが何台も停まり、診察を待つ患者や家族が建物に寄りかかって煙草を吸ったりしゃべったりしている。今日は空にかすみがかかって暑く、一帯には大学警察のパトカーが一台停まっているだけで、煙草を吸う人の姿もない。あまりの静寂に、七晩前に同じ場所で、警官に取り囲まれた精神に問題を来した男の治療をしたことを思い出す。

その夜、患者が外で騒いでいるので落ち着かせてほしいと警察が言ってます、と看護師に呼ばれた。外に出る道すがら、その看護師から患者の父親を急いで紹介され、息子のアートは双極性障害だが、今は薬を飲んでいないのだと聞かされた。父親の話では、息子は夜眠らなくなり、その晩は北部郊外へ相乗りで出かけ、プロバスケットボールの往年の名選手スコッティ・ピッペンの古い家に押し入ろうとしたのだという。警報が鳴ったので、迎えにきてほしいと父親のところに電話がかかってきた。一時間かけて車を走らせた父親は、藪《やぶ》の中に隠れている息子を見つけた。病気の息子を長年助けてきた彼は、そのまま病院に息子を連れてきたのだが、アートは中に入るのを拒んでいた。突飛な行動をとることがわかっていたので、父親は病院の警備員と大学警察に、息子が逃げ出したり、何か危険なことをしたりしないように注意してやってくれと頼んだ。

時間は午前四時。救急外来の入口とは通りを挟んだ向こう側の歩道で、白いTシャツと短パン姿の男がフェンスを背にして立っているのが、街灯に照らされて見えた。夜明けが近づき、漆黒の空が紺色に変わりつつあり、巣ごもっている鳥たちがところどころで鳴き声をあげ、新しい一日の始まりを告げていた。八人の警官が今にも飛びかかりそうな思い思いのポーズで男を囲んでいる。私がそこに仲間入りすると、彼らの顔がいっせいにこちらを向いた。隊長が口を開いた。

「中に入りたがらないんですよ、先生。どうすればいいですか?」

ジョージ・フロイドが警官に圧死させられたビデオが出まわって数週間しか経っていないこんなときに、私は思いがけず、精神疾患患者を取り囲む警官の一団に指示を出す立場になっていた。隊長の質問には答えなかったが、半円の真ん中に立つ男から目を離さなかった。

「やあブラザー、私はドクター・フィッシャーだ。お父さんと話をして、事情を聞いたよ。お父さんは君を心配してる」

「あいつはウソつきだ!」

「おや、そうなのか。確かめなきゃな。中に入らないか? そしたらいろいろ話をしよう」

「どこに入るって? やだ、俺はどこも悪くない。家に帰る」

ずいぶん大声で、切羽詰まったしゃべり方だった。

「アート、ここは寒い。短パン姿じゃないか。ひと息つこう。ここじゃなくて、中で」

「そこに警官たちがいる。やつらは俺を殺す。やつらがするのは人殺しだけだ。俺は金持ちだ。だから家に帰れるはずだ。やつらに殺されるなんてまっぴらだ」

私たちは距離を置いていたが、スクラブしか着ていない状態で一〇分も外にいると、寒さで体が震えだした。いや、アドレナリンのせいかもしれない。この男はいま精神症状が出ていて、理屈で訴えてもわかってはもらえない。私は空を見あげ、どうしたものかと考えた。彼の背後の建物の煙突からゆっくり蒸気が漂っている。朝日はまだまだ昇ってはこないだろう。

隊長が割って入ってきた。「なあアート、もうずいぶんここで話をしたよな。先生も君と話をしたがってる。中に入ろうや」

アートは拒んだ。

私は言った。「アート、警官のみなさんに、君が中に入るのを手伝ってもらおうと思う。ほら、ちょっと騒ぎが大きくなってきた」私は区画の端にTVカメラを設置しようとしているクルーを指さした。四人の警官が手袋をした手を彼に見せながら近づき、彼の腕や肩にそっとその手を置く。それで魔法が解けたかのように、アートは抵抗するのをやめ、騒いだり引っぱられたり引きずられたりすることもなく、おとなしく歩きだした。途中、動線が変わる場所に来るたび、私が声をかけては警官たちが彼の腕にそっと手を置くというプロセスをくり返して、病院の廊下から部屋へ誘導し、それから服を脱がせて病院着に着替えさせ、ようやく抗精神病薬を注射することができた。にらみ合いになるたび、アートは人を侮辱するような言葉や口調、態度で挑発しようとしたが、私はできるだけ冷静に会話を試みた。彼は、私に反応してほしくて、この人は自分の言葉を聞いてくれている、尊重されていると感じたい、ただそれだけなのだ。四五分間、私は対話し、彼の興奮を抑え、体に触れ、挑発に乗るまいとし、ようやく彼を院内に導き、薬を与え、落ち着かせることができた。

今日、私は戸口に立ち、一五分間日差しを楽しみながら、その夜のことを思い返している。暖かいし、診察のため私の横をすり抜けて院内に入っていく患者は一人もいない。新型コロナウイルスを恐れて病院に近づこうとしない患者は数多く、いつもの猛烈な忙しさは消えて、あれこれ考え事をする暇が増えた。ウイルスは、ERで勤務し始めてからずっと失っていたものを与えてくれた。時間である。

中に戻ったちょうどそのとき、外傷エリアの警報が鳴り響いた。「コード・イエロー、レベル2、七分後」つまり、深刻だが命には別条のない外傷患者を乗せた救急車がこちらに向かっており、準備をする時間が七分ある、ということだ。私はそれまでの普通の医療用マスクをN95に替え、フェイスシールドをつけ、手袋をして、防水ガウンを着た。外傷エリアのベッドの頭のほうでブライアンと会い、緊急気道管理に何が必要か話し合いながら準備をする。気道確保は患者の生死を左右する最も喫緊の問題で、患者が確実に安定するまでは、とにかく迅速な行動をとる覚悟が必要だ。ブライアンが血液や嘔吐物の吸引器、意識のない患者の気道を開く特殊な装置、送管用の器具を準備する。それらが必要になったとき、いちいち手を止めて探すわけにはいかない。すぐに手元にある必要があるのだ。もし「コード・イエロー、レベル1」という警報を聞いていたとしたら、それは命に危険が迫る重傷という意味で、私たちはすぐに注射器に薬剤を注入し、開胸器や大量静注の用意までしなければならない。

救急隊が、頭部や頸椎を動かさずに患者を搬送できるスパインボードにのせた、頸椎カラーをつけた二三歳の女性を運びこむ。デニムの短パンとタンクトップ姿の彼女は、大声で「脚が脚が脚がああああ」とわめいている。救急隊員の一人は、長年、救急医療技師を務めていた男で、私と肘をぶつけて挨拶すると、報告を始める。「やあフィッシュ、名前はイェシニア。高速道路でスピードを出していて壁に激突した。バイタルは安定、右脚が変形してる」そう言ってスマートフォンで撮影した写真を見せる。車のフロント部分がアコーディオンみたいにつぶれている。運転席のドアがぶらぶらと開き、気の抜けたエアバッグが見えている。フロントガラスには蜘蛛の巣状にひびが入り、ハンドルは曲がっている。イェシニアは痛みでわれを失っているのか、あるいは酩酊しているのか、話はできそうにない。技師たちがすばやく服をカットし、点滴を始め、彼女をモニターにつなぐ。私とブライアンがベッドの頭のほうで控えるあいだ、外傷研修医のチャリスが患者の裸体を調べていく。呼吸は規則正しいか、体の左右で脈が均等か、出血の兆候はないか、こちらの呼びかけに応じるかなど、確認しながら声に出して周囲に報告し、周知させる。ベルトで固定された右脚を除けば、ほかにはとくに損傷個所はないように見える。ただしその右脚が問題だ。足首近くで骨が皮膚を突き破っており、足先がおかしな角度にねじれている。私たちは鎮痛剤のフェンタニルを五〇マイクログラム、鎮静するためにロラゼパムを一ミリグラム投与し、彼女をCT検査に送る。

外傷エリアを出ようとしたとき、次の患者がこちらに向かっていることを知る。コード・イエロー、レベル2、五分後到着。患者を搬送してきたのは、先ほど報告がはっきりしなかった同じ救急隊員だ。運びこまれたのは白髪頭の、身なりのくずれた年配男性である。男は目を閉じ、頸椎カラーで首を固定されて、おとなしくスパインボードに横たわっている。すやすやと気持ちよく眠っているのか、それとも脳出血か？　私の横には外傷外科の専門医がいる。髪をポニーテールにし、腕組みをして仁王立ちしている。いらだたしげに声を荒らげる。「どういう患者なの？」救急隊員は答えない。「バイタルは？」隊員は相変わらず、なぜか無言のままだ。やっと考えがまとまったのだろう、ようやくこちらを向いて報告し始める。患者は八九歳、階段の下で意識を失っているところを発見。転落するところを目撃した者はおらず、階段の下で動かない彼を見つけた近所の人が、怪我をしていると思って通報した。患者はぐったりしていたが、つねられると目を覚ます。息が酒臭く、N95越しでもわかるくらいだ。明らかな負傷箇所はなく、バイタルも安定している。男はまた寝てしまい、事情を聴くためにもう一度つねって起こす。酔っぱらっているだけかもしれないが、酔っぱらいは得てして階段で足を踏みはずして転落し、怪我をするものだ。男は充分安定しているので、足首を骨折した女性の後にCT検査を受けさせる予定を組む。

今回のシフトはどうも妙だ。夜のニュース番組は銃撃事件だらけで、外傷外科医はへとへとになっていたが、今はそんな気配はどこにもない。ここ数年で最も暑く、暴力がまさに爆発している週末だというのに、ありがたいことに、銃創患者をまだ一人も見ていない。事件なんて何も起きていないかのようだ。今のうちにこれまでの患者の様子を確認しておこう。

ブライアンによれば、呼吸に問題がある脚のむくんだ女性は入院することになり、足首を骨折した耳の遠い女性は手術室に運ばれたという。

ダニアは、腕の腫れた患者に施した自分の処置のことを心配している。検査データが不充分だったことについて不安を訴える彼女と話し合う。不確かな状態での治療はよくあることだ。ときには正解とは言えない行動をとってしまうケースも出てくるだろうが、それも医師の仕事にはつきものなんだよ。そのせいで、帰宅したとき私も眠れなくなることがある。生真面目な彼女なら、ゆくゆくは同じ経験をすることになるだろう。

交通事故に遭った女性イェシニアは、CT検査のあと三六号室に移される。右脚の痛みと、おそらくは車が壁にぶつかった恐怖のせいで、いまだに大声でわめいている。結局、緊急手術が必要ということになったが、その前に足首の骨を正しく並べる必要がある。折れた骨を動かすとき、その痛みは相当なもので、思いきって整骨するには鎮痛剤がなければ拷問以外の何物でもない。施術時にケタミンとプロポフォールを与えることにしたが、その二つの強力な薬剤の名前はニュースなどで聞き覚えがあるだろう。ケタミンは解離性麻酔薬で、これがイライジャ・マクレーンを殺した。マクレーンがスキーマスクをかぶって音楽を聴きながら腕を振りまわしていたところ、近所の人が「変な」男がいると警察に通報したのだ。現れた警官に対して彼は抵抗し、コロラド州オーロラ警察の指示で、救急隊員が彼に五〇〇ミリグラムのケタミンを過剰投与した。マクレーンはそのせいで窒息死した。

マイケル・ジャクソンはプロポフォールの過剰摂取で死亡した。彼のかかりつけ医が睡眠薬として注射し、それで呼吸が停止したのだ。私たちは、マクレーンとジャクソンに与えられた大量の薬剤のほんの何分の一かを使って、イェシニアの恐ろしい痛みを安全に除去する。

まず器具や薬剤を揃え、治療する患者が本人か、投与量や手順は正しいか、チェックリストで確認する。患者の口に酸素マスクを当て、二酸化炭素排出量を計測するセンサーとつなぐ。看護師がケタミンを、次に私がプロポフォールを適切量投与する。イェシニアはぼんやりした眠りの世界へ滑りこむ。しかし残念ながら、整形外科のシニアレジデントが折れた足首をどんなに押したり引っぱったりしても、骨を正しく並べられない。イェシニアが小さく声を漏らすなか、彼はねじったりぐいっと引いたりして骨を本来の位置に戻そうとするが、またすぐにずれてしまう。つまり、骨折がレントゲンで見た以上にひどいということだ。ずれたままでいればいるほど、折れた骨に血流がいかない時間が延びてしまう。汗びっしょりになったレジデントは、手術室の準備を求める。こうなったら、一刻も早く手術するしかない。意識を取り戻したイェシニアは、足首がひねられていたことを何も覚えていなかった。整形外科チームがすぐに来て、手術について説明してくれますよ、と知らせたあと、デスクに戻って報告書を書く。

休日の勤務は不満が溜まる。もちろん友人や家族とパーティーしているほうがずっと楽しいが、ERは年中無休だから、誰かしらそこにいなければならない。私は長年、休日シフトだって充分こなしてきた。休日勤務の楽しみは食事だけだ。レジデント時代に、感謝祭の日に外傷科で二四時間シフトをこなしたことがある。その年の一一月、シカゴのウェストサイドではヘロイン戦争が勃発していた。大勢の人が銃で撃たれ、一度のシフトで血まみれのスクラブを数えきれないほど着替えた。一か月のうちに二連休がとれたことは一度もなく、休息するにも、買い物にいくにも、人と会うにも時間がなかったが、わずかな暇ができたとしても犠牲になるのはやはり社交の時間だった。その結果、人と交流するのは必然的に仕事場だけとなった。その感謝祭の日、外傷チームは全員が何かしら持ち寄ることに決めた。感謝祭は大好きな祝日で、暖炉でパチパチと音をたてる炎や、家族の内輪のジョーク、ママの七面鳥の詰め物、妹のマカロニチーズが恋しくてたまらなかったが、どんな形でもいいから感謝祭を祝い、いつもの食堂の食べ物以外の食事ができることが嬉しかった。外傷科長のジョージは東欧の出身で、いつも重い足取りで歩き、眠そうな目をしていたが、けっして大声を出さず、病院内にいないことがなかった。手先が器用な彼のハムが目玉料理になりそうだった。

私が持参したのは、ジュエル食料品店で買った生っ白いシュリンプカクテル一皿だった。水っぽい貧弱なエビたちは、午後四時に予定されているディナーのため、手術室のラウンジにある冷蔵庫で待機していたが、私たちはみな、ごくありふれた交通事故患者の処置のため外傷エリアに釘付けにされていた。私が患者をCT室に連れていくあいだに、ジョージがハムを温めにいった。患者の検査結果が異常なしとわかるとすぐ、私はラウンジに向かった。七面鳥もサラダもなかったけれど、みんなで笑い合い、ハワイアン・スイートロールパンを添えたハムは本物だった。救急車エリアでのレイバー・デーのバーベキューにしろ、クリスマスイブの持ち寄りパーティーにしろ、祝日勤務はすなわち御馳走を意味した――今日までは。COVID‐19のせいで、人との食事はありえない現実だった。寄贈者からの〈ヒーローのみなさん、ありがとう〉の食事でさえ。今年の建国記念日は〝ぼっちめし〟だ。

「コード・イエロー、レベル2、五分後に到着」私のチームが外傷エリアに再集合し、血に染まったガーゼで顔全体を覆われた男性を迎える。救急隊員の報告によれば、患者は二九歳、体重二〇〇ポンド（約九〇キロ）の黒人男性で、盲人だという。鉄パイプで何回も殴られたらしい。血まみれのジーンズとTシャツ姿でストレッチャーに背筋を伸ばして座っており、ガーゼから鼻と口だけがのぞいている。医学専門用語をふんだんに使って話すところを見ると、意識ははっきりしているし、高学歴なのか、あるいは医療関係の経験が豊富なのか、あるいはその両方だと思われる。

「殴られたとたん、左目が見えなくなりました」彼は言う。

「待ってください、救急隊員の話では、あなたはすでに盲人だと」

「右目が見えないので、法定盲人なんです。ただ、左目は視力が〇・〇六ほどあった。でも今は真っ暗だ」

ガーゼを剝がすと、頭皮に出血している大きな裂傷が一つあり、右目の上にもう一つ、背中にも一つ、そして閉じた左目は腫れあがっている。「殴られたとき星が散るのが見え、そのあと何もかもがぼんやりしてしまった」何度か目を開けようとしたが痛くて開けられないという。顔の裂傷からはだらだらと血が流れている。私たちは眼科医を呼び、待つあいだに患者をCT検査に連れていって脳と眼窩《がんか》の画像を撮影してもらう。

「くそったれ、放してよ！」外傷エリアの閉じたドアの向こうから声が聞こえてくる。患者たちが鎮静されていたりCTの中にいたりする場所から外に出て、声のほうに近づくが、危険なので担当看護師のデスクの背後にとどまる。六人の警官と二人の救急隊員が、怒り狂っている小柄な女性を救急車エリアから廊下に連れてきて、デスクの前で立ち止まる。女性はズボンも靴もはいておらず、頭頂部が禿げてピンク色の生皮が見えている。おそらく自分で自分の髪を引き抜いたのだろう。頭の残りの部分では白髪まじりのわずかな髪が絡み合っている。どうやら精神疾患性の発作を起こしているようだ。まわりを男たちに取り囲まれていなければ、今にもここから走って逃げ出しそうだ。

「さわんないで！」彼女は興奮状態だが、まわりは違う。救急隊員の一人が主任看護師にうなずき、手話を使って〝どこに連れていきましょうか〟と尋ねる。

「さあ、二二号室に行きますよ」主任看護師がトラッキングリストで空室を確認したあと、そう声をかける。私は六人の警官、二人の救急隊員、二人の救急医療技師の一行に加わる。その中心にいるのは半裸の火の玉だ。

いざ二二号室に入ると、警官の一行から、彼女が通りで服を脱ぎだしたので、誰かが九一一に通報したと聞く。

「薬をもらいにきただけ。そしたら出てくから！」女性はわめく。抵抗しているのか、迎合しているのかはっきりしないが、そのつもりならそれでいい。

「そうしてさしあげられますよ」と私は言い、彼女とともに二二号室に入るが、人前で服を脱いだり、反抗的な態度をとったり、大声でわめいたりしている彼女と普通に会話を成立させるのは簡単なことではない。注射を一本打っただけでは不充分だろう。安定するまでに数日かかるかもしれない。

「トイレに行きたい」彼女が言い、それを皮切りに一行がぞろぞろと彼女を二二号室から廊下へ、さらに洗面所へと案内する。そこは精神科の患者のためにわざわざ作られたトイレで、備品はすべて壊したり動かしたりできないようになっている。看護師の一人が尿のサンプルをとるコップを彼女に渡す。彼女が部屋に戻ってくると、技師が病院着に着替えるのを手伝い、看護師が抗精神病薬の注射の準備をする。患者は、注射は受け入れると言いながらも口調は喧嘩腰で、反抗と協力のあいだで態度が揺れている。

「彼女はさわってもいいけど、あんたやあんたはダメ！」患者は言い、私を最後に指さしたので、私も警官やチームのほかのメンバーたちと病室の外で待つ。楽に対処する方法があるなら、わざわざ興奮させたり無理強いしたりする必要はない。室内に看護師一人と技師一人になると、彼女はたちまち落ち着く。注射を打ったあと、薬の効果が出るにつれ彼女がゆっくり眠れるよう、私たちは部屋の灯りを消す。薬で症状が治まったら、またここに戻ってくることになるだろう。

勤務が終わるまでに新型コロナウイルス陽性患者を二人診たが、どちらも別の理由で来院した患者だった。それでも銃創患者は一人も現れなかった。帰り支度をし、勤務終了の署名をしたとき、外傷エリアの警報が聞こえ、手が止まる。「レベル1の外傷、一〇分後に到着」胸部に銃撃を受けた患者だ。でも私の患者ではない。

月曜日までの三日間で、シカゴでは八〇人が銃で撃たれることになるが、私はその一人も目にしないだろう。銃撃事件は新型コロナウイルスとは反応が正反対になる。安全な人たちが危険を感じ、危険なところにいる人は全力で身の安全を確保するからだ。新型コロナウイルスはすでに対処法がわかっていて、ときには症状も曖昧なため、私もわりと冷静でいられる。だが、暴力はたとえどこにでも転がっているとしても、銃創患者が運びこまれてくると、その傷のひどさ、醜さに潜在意識が乗っ取られて、知らず知らず動揺してしまう。だが今日はこれで終わりにしたい。今日は銃が背後やまわりで発砲されても、銃弾は私の前をすり抜けていった。シフトのあいだじゅう、暴力もウイルスも祝日もそこにあったが、それぞれに身を隠し、いつもと違う仮面をかぶっていた。

9　ダニアへの手紙

ダニアへ

僕たちは、君が医師になった最初の週に一緒に働いた。あの日はちょうど七月四日の建国記念日だったし、一年でいちばん暴力が激しくなる時期だから、ERの忙しさに目がまわっただろう。収まっていた新型コロナウイルスの波がリバウンドして患者の数が増えだしたところに、街の暴力の嵐がピークを迎えつつあった。そのうえ君は新しいシステムを覚えなければならず、はじめて顔を合わせる同僚も大勢いた。何もかも新しいことずくめ。最初の患者の一人は、理由はいろいろ考えられるがはっきり特定できない、手が腫れあがった年配男性だった。僕たちは治療プランをあれこれ考えたが、祝日だったため必要な検査ができなかった。そのせいで、患者の状況を明確にできず、治療の選択肢も提示できずに帰すことになり、君は不満そうだった。これから君にはもっと不満が増えるだろう。待合室には、君が診察するまでに八時間も一〇時間も待ち続ける患者であふれ、検査もできなければ専門医にも診せられない。もっと仕事を速くし一生懸命やれば、待っている人全員の診察ができ、専門医を説き伏せて患者を診せ、適切なタイミングで検査ができると思っているかもしれない。ときにはできるだろうが、たいていは君の手には負えない。今までは知らなかったかもしれないが、今日君は、医療システムを形作るのは金だということが少しわかっただろう。医学部は医療システムに金がどんなふうに流れこんでいるのかほとんど教えないが、なぜ患者が超音波検査を受けられなかったか、僕なら君が理解する手伝いができるかもしれない。けっして君の努力が足りないせいなんかじゃないんだ。

これは言わずもがなだろうが、金がアメリカを作りあげていて、医療システムもその影響を免《まぬか》れない。実際、医療産業はアメリカ経済の基盤だと言ってもいい。なにしろこの国最大の雇用主なのだ。病院をメンテナンスするエンジニアから、製薬会社の研究員に至るまで、二〇〇〇万人以上のアメリカ人が医療産業に雇用されている。比較的小さな町では、工場労働に代わって医療産業こそが経済を牽引しているところも多い。景気がよくなろうと悪くなろうと、人は医療の世話になるし、システムは成長し続ける。現在では、八人に一人のアメリカ人が医療分野で働いている。こうした人々の人件費は、病を治療する薬品や技術と同様、かなりのコストとなる。二〇一八年には、われわれアメリカ人は病院に一・二兆ドルを、医師たちに七二六〇億ドルを、処方薬に三三五〇億ドルを費やし、それを合計しても、医療に費やされる三・六兆ドルの六二パーセントを占めるだけだ。すべてまとめると、医療費はアメリカが年間に生産するあらゆる物やサービスの一七パーセントにもなる。この巨額の費用を割り算すると、アメリカ人一人当たり医療費として年間一万一一七二ドルを費やしている計算だ。

この医療費は、すべての人が均等に使っているわけではない。大多数の人はこのうちのほんのわずかを占めるにすぎず、ごく一部の人が何百万ドルと費やしていて、それも大部分は人生が始まるときと終わるときに使われる。終末期の数時間あるいは数年間にハイコストな思いきった治療がおこなわれるものだし、未熟児を救うには生まれて二四週間のうちに高額な技術が投入される。そのあいだにいる人たちは、折々の事故や病気、予防治療、妊娠などを除けば、医療への出費は少ない。ERに来る人たちに君がおこなうことになる治療はかなり高額だ。たとえば先日の君の患者には、血栓を探すために超音波検査が必要だった。超音波検査は、検査技術を身につけた技師の指示のもと、放射線技師が結果を解釈する、特別な技術だ。部位によって変わるが、一〇〇ドルから二〇〇〇ドルはかかるし、休日だったから君の患者にはできなかった。

君の患者が払えるか否かは別にして、病院は費用を計上する。ガーゼや注射針を購入しなければならないし、看護師には給料を払わなければいけないし、人工呼吸器のような高価な機器は徐々に消耗し、いずれは買い替える必要がある。医療には金がかかるんだ。ERに来れば平均一三〇〇ドル、ICUに入れば一晩約四〇〇〇ドル、新型コロナウイルスに感染して入院すれば平均七万三〇〇〇ドル。キメラ抗原受容体T細胞療法のような、がんの画期的新治療なら一コース四七万五〇〇〇ドル、新型コロナの治療薬レムデシビルは一回分三〇〇〇ドル。超音波検査をオーダーしたら、それは何十年という研究開発の末に誕生した技術を使うことを意味する。研究をおこなう手、結果を解釈する目は、何年もの勉強や研修の成果だ。だからこうした値段は、できるだけ最高の結果がもたらされるよう、さまざまな試行錯誤の末に出されたものだと言える。君だって医学の勉強をしたおかげで、患者の腫れあがった腕の診断をし、治療ができるようになった。でもその陰で、君の勉強や研修に何千ドルという費用がかかっているんだ。

命を左右する治療がこれだけ高価では、誰も個人では受けられない。たとえばわが子が白血病になる、あるいは人生の盛りにある女性が乳がんに侵されるといった、厳しい状況に直面したときには、治療方針を決めるのは費用ではない。一般には患者の安心感や信頼、確実な治癒が何より求められる。車を買ったり家を改装したりするときは、適正なコストで適正な選択をするための時間も情報も手元にあるだろうが、医療問題ではなかなかそうはいかない。病気だったり、不安だったり、それこそ命をかけて闘ったりしているときに、バーゲン品を探す心の余裕はない。赤ん坊の命がかかっているのに、誰が価格交渉をするだろう？　それに、たとえ両親が費用を比較したくても、治療費は明らかにされず、治療がおこなわれるその場では調べることもできない。実際、誰もが病気になるものだし、自分では賄えないような費用がかかる治療を受けなければならなくなる。君の患者の誰がよりよい治療を受け、誰が受けられないか、どんな治療が受けやすく、どれが受けづらいか（たとえば例の超音波検査のように）理解するには、そうした貴重だが高価な医療サービスの費用を人々がどうやって賄うのか考えなければならない。

現在の医療サービスは、こういう途方もない医療費を市民みんなで少しずつ分担しているからこそ可能になっている。公的なものにしろ民間のものにしろ、私たちは医療保険制度によって集めた資金をプールし、大勢でリスクを広くシェアしている。アメリカの民間医療保険は第二次世界大戦中に誕生した。国は戦争物資を製造しなくてはならず、労働者を確保するために、全国的に賃金統制をおこなって賃金の上昇を抑えこんだ。ただし、全国戦時労働委員会が、医療保険といった付加給付は収入に含まないと決めたため、雇用主たちは保険料の負担を始め、それが何十年もかけて今日のような形になったんだ。公的医療保険制度が誕生したのはもっと後で、一九六〇年代の社会変革の時期だった。一九六五年、〈メディケア〉と〈メディケイド〉という保険制度の成立が認められた。前者は高齢者を、後者は低所得者をそれぞれ対象とした制度だ。二〇一〇年には、アフォーダブルケア法、いわゆるオバマケアによって、民間保険の改善、公的保険の拡大をめざす医療保険制度改革がおこなわれた。

この三種類の医療保険制度のおかげで、君はこの救急医療科で患者の治療に当たることができる。患者の多くはメディケイドに、一部はメディケアに加入しているが、病院側は民間保険の患者を最もありがたがる。

アメリカの大多数の被雇用者とその家族は高価な医療サービスを受けても民間保険によってカバーされるが、君の患者は違う。つまり、民間医療保険は一般に企業が被雇用者に提供するもので、二〇一九年には一億六〇〇〇万人が民間保険に加入していた。雇用主は、民間保険会社の中から、できるだけ安価で、できるだけ広く医療費をカバーしてくれるところを選ぶ。保険会社としては、可能なかぎり低コストで最大限の結果を出すべく、医師や病院と値引き交渉をする。そうした交渉がおこなわれる一方で、病院や医師側は、できるだけ大勢の患者を集めて収入を増やそうとする。人々が望む医療サービスや高い評判を誇る医療機関は治療費を高く設定でき、また、大手の保険会社であれば、特定の医療機関に大勢の患者を送りこみ、その量と引き換えに値引きを求めることができる。たとえばA保険会社は病院側からの求めに応じて、費用の二五パーセントを値引きした七五パーセントを支払うことを約束する。つまり、入院費用が実際には二万ドルでも、病院側はA保険会社から一万五〇〇〇ドルを受け取る。しかし別のB保険会社はもっと加入者が多く、病院にもっと多くの患者を送ることができるとする。するとB保険会社はもっと値引きをするように病院側と交渉し、六〇パーセントのカバー率で合意を取りつける。彼らは同じ二万ドルの請求に対し、一万二〇〇〇ドルを支払う。たとえこうした値引きをしても、私たちのような病院は民間保険の患者を扱えば黒字になり、こうした患者がもっと病院に来てくれるように働きかける。

君の患者が加入しているのは公的保険だ。この長年続く国の公的保険制度には、高齢者や低所得者の子供、透析患者、高齢者施設の入居者などを含む、一億三九〇〇万人が加入しており、アメリカの主要医療保険だと言える。メディケアは高齢者やある種の障害者のための国の医療保険制度で、二〇一九年の時点で、加入者は約六一〇〇万人を数えた。一方、各州が国とともに資金提供し、運営しているメディケイドは、七五〇〇万人の低所得者をカバーする。また、やはり国と州が共同で運営しているＣＨＩＰは、メディケイドに加入する資格はないが民間保険に入る余裕もない一部の子供や家族のための制度で、加入者は約六〇〇万人にのぼる。私はこの仕組みをそれぞれ、高齢者をケアするメディケアと困窮者を助け《エイド》るメディケイドと覚えている。これらの制度は、アメリカ医療のセーフティネットとして設立され、年月をかけて改善されてきた。君の患者の大多数は高齢者か低所得者なので、この二種類の保険制度が救急医療科のほぼすべての患者の費用を賄っている。

　君の患者を守り、大多数の病院の経営を下支えしているのはメディケアだ。お年寄りや障害を持つ人たちは若者より医療機関の世話になり、病院のベッドを埋め、医師のスケジュールを独占する。このように患者数が多いことに加え、政府が中心になって運営していることもあって、医療費のカバー率を定めるのはメディケア側で、病院側としては彼らが決めた条件におとなしく従わなければならない。たとえば、メディケアはレジデントの研修費用を支援しており、君の給料や諸手当の大部分は合衆国政府が出していることになる。そのうえ一九六六年、メディケアは、医療機関の状況が差別撤廃条件を満たすかどうかに合わせて支払いをおこなうことに決め、全国の病院の待合室や病室、治療面での人種統合を促進した。これだけの市場支配力を誇るメディケアだから、同じ医療サービスに対して民間保険会社が賄う額の約半分しか支払わない。先ほど例として出した入院費二万ドルに対し、民間保険会社が一万五〇〇〇ドルあるいは一万二〇〇〇ドルを還元するところ、メディケアが支払うのはせいぜい六〇〇〇ドルから七〇〇〇ドルのあいだ。

とはいえここサウスサイドでは、患者の大多数がメディケイドの加入者だ。メディケイドは一九六五年、メディケアと同時に議会で成立が承認された。国と州、両方の予算が組みこまれたメディケイドは、収入の限られている人々のための最大の医療保険制度であり、養護施設でのケアや個別の介護サービスなど、メディケアではカバーされないサービスも受けられる。メディケイドは、州の予算項目としては単体では最大の金額が割かれるケースも多く、イリノイ州では予算の二七パーセント以上を占める。制度に参加するかどうか各州に選択権があり、制度の適格者は誰か、条件を決めるのも州だ。そういう柔軟性は医師や病院への支払い構造にも見られる。一般にメディケイドの提供額はほかの保険者よりかなり少ない。イリノイ州メディケイドは、メディケアが一ドル支払うところを六一セントしか払わない。先ほど例として挙げた二万ドルの入院費に対して、メディケイドは四五〇〇ドルしか支払わない。こんなふうに少額しか保障されず、しかもたいてい支払いが遅いこともあり、技量のある熱心な医師や病院は、メディケイドの患者をあまり受け入れたがらない。

なかにはまったく保険に加入していない患者もいる。無保険者は、リスクやコストを共同負担して身を守る安全網の外にいるんだ。二八〇〇万人の無保険者のうち一〇人に七人は、同じ世帯に少なくとも一人はフルタイムの仕事をしている人がいる。ただ、医療保険に加入させてくれるような好ましい仕事ではない、というわけだ。アフォーダブルケア法のおかげで、ありがたいことに、二〇一〇年当時四七〇〇万人いた無保険者の数はだいぶ減った。無保険者は、医療費の値引きや政府が医療機関にかける圧力の恩恵に浴することができず、その結果、高価な治療費を全額請求されることになる。支払い能力のまったくない無保険者が同じ二万ドルの入院をしたら、そのまま二万ドルを請求されるんだ。

もし無保険の患者が非営利病院（全病院の五六パーセント）で治療を受ければ、自動的に支払いが減額されたり、いっそ無料になったりすることもある。非営利病院には、免税と引き換えに、定義の曖昧な、いわゆる〝コミュニティ便益〟を提供することが求められるのだ。しかし、無料化は任意なので、保険がなくてもまったく考慮してもらえないことも多い。実際、非営利の大病院で治療費を請求しなかった治療は、一般に全体の二パーセントにも満たない。無保険者は入院後に治療費を請求され、支払いを迫られる。すぐさま給料が差し押さえられ、医療費でできた借金を一生背負うか、破産する。アメリカのこの状況は、先進国でもかなり特異な状況で、無保険者には体のダメージに経済的なダメージまで加わることになる。

無保険者が健康を保つのはとても難しく、一度病気になると今度は回復しづらくなる。メディケイドの患者を避ける医師や病院であれば、治療費を払えない患者はそれ以上に避けようとする。待ち時間を長くしたり、前払い金を要求したり、それで済みそうなら公立病院にたらいまわしにしたりして、彼らの足を病院から遠のかせようとする。二〇一八年には、成人の無保険者の五人に一人が、治療費が原因で必要な医療措置を受けられなかった。また、保険加入者と比べ、主要成人病や慢性疾患のための予防ケアや医療サービスも受けづらい。その結果、無保険者は保険加入者より定期的な外来治療を受けにくく、普通なら避けられるような健康問題で入院することになり、全般的に健康を害しやすくなる。入院しても、満足な診断や治療を受けられず、死亡率が高くなる。

居住地分離問題が、君の患者が直面する医療の壁をますます高くする。君の患者の大部分を構成する黒人は、白人に比べて病院側に歓迎される民間保険に入っている者が少なく、無保険者も白人より五割も多い。シカゴの人種間分離の地図を見れば、黒人たちが、メディケイド加入者やいっさい医療保険に入っていない人が多いコミュニティに肩を寄せ合って住んでいることがはっきりわかる。ここサウスサイドのイングルウッド近辺では、一二・三パーセントが無保険者だが、ノースサイドのリンカーン・パーク地区ではわずか二・五パーセントだ。地域によって医療費の支払い能力に差があることが、サウスサイド全体に医療機関が少ない原因でもある。シカゴの人種間分離地図は、すなわち医療機関の配置地図でもあり、医師や病院は白人の多いノースサイドに集中している。

治療費が払えない確率の高い患者が集中するサウスサイドの医療機関では、結局、提供する医療サービスを絞るほかない。君の患者の超音波検査のように、特殊な治療や施設の利用が限定されることもある。仕事で忙しい人間が通えるような時間外窓口を閉めてしまう場合さえある。幅広い医療サービスを提供する医療機関が少なく、コミュニティの求めにまるで対応できていないんだ。そうしたさまざまな要因が積み重なって、患者たちは必要な治療を受けるために長時間待合室で待たされることになる。一方、もっと裕福で白人の多いノースサイドでは、民間医療保険に加入している患者が多く、それに比例して医療機関も多くなり、病院側は病院側で患者獲得のために豊富なサービスを提供しようとする。高級ホテルの指導のもと、コンシェルジュが常駐している眺めのいい贅沢な病室や、おいしい病院食を勧める、高価な広告キャンペーンを打つわけだ。君の患者が休日に超音波検査が受けられなかったのは、メディケイドや無保険患者が多いせいでサービスを限定しなければならない医療機関の典型的な状況だ。一方で、ノースサイドの同様の病院では、年中無休でその手の検査が受けられる可能性が高い。

ほとんどの患者が無保険者か公的医療保険加入者である医療機関と、大多数の人が民間医療保険に入っている医療機関とでは、様子がまったく違う。前者では、診察までの待ち時間が長く、専門医がほとんどおらず、看護師の数が少ないか、いても疲労困憊しているかで、診察時間は短く、検査や処置時間は遅れ、設備は壊れっぱなしで、柔らかい毛布や枕のような備品が手に入らない。誰もが大勢の患者をさばくのに必死なのに、裕福なVIPやコネを持つ人はそういう不快さとは無縁な裏口から中に入ることができる。一方、たいていの人が民間医療保険に加入している後者の医療機関では、待ち時間はなく、施設は清潔で快適、検査や処置はすばやくおこなわれ、専門家はいつでも待機しており、看護師が大勢いて、医師は懇切丁寧で、またフィードバックによってサービスが年々向上する仕組みができている。どちらのケースでも、医療機関がその平均的な患者からどれだけの支払いを受けられるかがわかれば、どういうサービスが提供されるか予測がつく。個人が医療保険に入っているかどうかより、まわりの患者が一般に医療保険に入っているたぐいの人たちかどうかということのほうが重要なんだ。

研修を続けるあいだ、君はいろいろなことが目につくだろう。四、五〇人もの患者で待合室が混み合う様子を、じかに目の当たりにするはずだ。公立病院で専門医に診てもらってくださいと言われる患者も目撃するだろう。貧しい患者の緊急の治療より、裕福な患者の急を要しない治療が優先されることに気づくかもしれない。専門医が患者の保険に合わせて治療計画を決めるのも、ときには目にするだろう。ERに日常的に来るたぐいの君の患者の治療を止めたり遅らせたりしてできた隙間に、バリケードをこっそり通過させた医療保険加入者を滑りこませて急な治療を受けさせることがあるのにも気づくかもしれない。もしかすると、民間医療保険に加入している患者ばかりを診察している病院にローテーションで行くかもしれない。そこではどのベッドでも窓からいい景色が見え、相談係が一様に「はい、承知いたしました」と答える。きちんとした治療を受ける経済力のない人たちが、軽い病でもERに押しこまれ、さんざん待たされた挙句に、軽症が本物の救急案件になってしまう事態も、長いあいだには目撃するだろう。注意深く観察すれば、こうした傾向のせいで、患者が人種によって階層化されていることに気づくはずだ。

こうした偏りが、新型コロナウイルスによってさらに悪化している。コロナウイルス支援・救済・経済安全保障法（CARES）による最初の支援金一七五〇億ドルは、民間医療保険加入者の割合が最も高い病院に対して、それが最も低い病院の二倍が投入された。つまり、民間医療保険患者を診る医療機関は、メディケイド加入者や無保険者に医療提供する機関の二倍の救済金を受け取ったんだ。メディケイド患者を救う病院や医師、最もウイルスの被害を受けた、最も支払い能力のない人々の来るまさにその医療機関が、経済支援の到着を何週間も待たなければならなかった。

多く稼いでいるものが多く報われるのは当然だと思う人もいるだろう。でもそれを受け入れるには、市民が共有するべき富がすでに多くを持つ者に流れていくという不均衡を、まずは是正する必要がある。私たちが収める税金は、メディケアを通じてレジデントの研修を、国立衛生研究所を通じてさまざまな医学的発見を下支えし、また、非営利病院は資産や収入に対して免税措置を受けている。黒人だろうが白人だろうが、金持ちだろうが貧乏人だろうが、みな等しく医療施設や医師の研修、医学研究を税金で支援している。なのにそうして集められた資本は、裕福な白人の医療サービスに偏って蓄積している。医療とは、事実や科学にもとづき、欲や偏見を超えて人類全体に善意を広げる一分野だ。でも、僕が見てきたものはそうじゃなかった。実際は、アメリカの医療システムは、アメリカのあらゆるシステムがそうであるように、格差を助長し、黒人や貧困層から資産や生命力を吸いあげて、富裕層や白人の力を強化している。市場資本主義が規定する価値観に沿って、医療システムも勝者と敗者を生み、敗者はそれを命で贖《あがな》う。

実際には、君の患者にはほとんど選択肢がない。彼らが利用できる医療機関はそう多くないし、あれこれ比較検討することもできない。すでに病気がかなり進行していてそんな余裕がなかったり、貧しさゆえ医療機関から門前払いされたりすることも多いからだ。君が最後のよすがだという患者もいるだろう。でもせっかく頼られても、君が彼らに提供できるものは限られている。そうなる大きな理由の一つは、持たざる者に支援金が渡らず、医療資本にも手が届かないからだ。不公平だと思わないか？　患者に提供できる治療に、君は満足できるか？　でも、人は誰でも等しく価値があり、それはその人が医療保険に加入していようがいまいがいっさい関係ないと、君は信じているだろう？　人の命や健康がかかっているなら、勝ち組も負け組もないと。

君がそう信じてくれていると嬉しい。そして、患者の治療をするときには、より大きな背景に注目し続けてほしい。研修を進めるにつれ、診断や治療について学ぶだけでなく、意見の通し方や策のたて方もわかってくるだろう。裕福な患者にいち早くすぐれた治療を提供する裏技も知るだろう。そして、そういう作戦を、君のすべての患者に必要な治療を与えるために利用してほしいと思う。金持ちだろうが貧乏だろうが、黒人だろうが白人だろうが、医療保険に入っていようがいまいが、あらゆる患者のために頑固に主張し、要求し、弁護してほしい。どんな人間にもそうしてもらう価値があるんだ。でも、もしうまくいかなくても、その背後には君一人ではどうすることもできない、いや、病院全体で挑んでも無理かもしれない、大きな問題があるということを忘れないでほしい。これはアメリカ全体の問題なんだ。

前進あるのみ。

トーマス・I・フィッシャー

10　二〇二〇年八月

リチャード※が、ぱりっとした白いシャツと体形に合わせて誂《あつら》えたグレーのズボンという格好で、私のデスクのほうにやってくる。ほかのみんなのようにスクラブを着ることはめったになく、いつもそうして自分のファッションセンスをひけらかしている。服が汚れそうな仕事は人にまかせ、つねに清潔さを保っている。七〇代で、たいていの人が引退する年齢をとうに過ぎているが、各セクションのリーダーが次々に辞めていき、救急医療科が危機に直面した当時、もうしばらく舵取りを続けてもかまわないと彼が手を挙げたのだ。もう二〇年以上の付き合いだが、当時の彼の

＊リチャードとは、さまざまな人を合成した仮想上の人物。

取り決めに反発した私は、その後何年も口をきかなかった。今はもう関係は修復されている。片脚が悪く、特殊な靴を履いているが、それでもその足取りは弾むように元気だ。彼はいたずらっぽく言う。「今日のシフトはどうだった、トム?」私はN95をつけているので、乾燥のせいで声が嗄《しゃが》れ、ついぶっきらぼうになる。「まあまあだよ」

リチャードは午後二時半に私と交替するためここに来ることになっていたが、きっちり時間どおりだ。今日はレジデントの集会の日で、彼らは普段の臨床研修から放免されて、午前七時から午後一時ぐらいまでZOOMで講演会に出席している。だからこの八時間、一人ですべてをこなさなければならなかった。普通なら、レントゲン検査の面倒なオーダーや患者の入院許可をとるために延々とかけ続けなければならない電話は、レジデントがかわりに引き受けてくれる。でも今日はすべて自分の仕事だった。実務から遠ざかっていたので、やり方を思い出すのに永遠とも思える時間がかかった。患者を診察して急いで診断の道筋をつけるまではいいが、細かい実務で三〇分以上つまずいた。看護師を質問攻めにし、病床管理者から入院申込書の書き方が間違えているとくり返し電話を受け、入力した抗生物質の服用量を直すのを薬剤師に手伝ってもらった。失敗続きの八時間のあとでは、リチャードにバトンタッチするのが待ちきれないほどだった。

リチャードがまた尋ねる。「元気か?」と握手の手を伸ばしてくる。

私は肘《ひじ》を彼にトンとぶつけ、うんざりしながらくり返す。「元気だよ。早くコロナの流行が終わってほしいよ。旅行がしたい」

それを皮切りに、リチャードの独り語りが始まる。三〇年以上、何世代もの医師たちを研修し続け、経済的な心配もなくなり、七〇代に入った今になって、独りぼっちだ。妻はカリフォルニアにいて、彼が患者の診察を続けるかぎり会いたくないと言っているらしい。新型コロナウイルスが怖いそうだ。妻がいないせいで、彼はテレビの専門家と過ごす時間がますます増えたらしい。「学校を再開するべきだよ」リチャードが重々しく言う。この話題はウェッブ上でしきりに取りあげられていた。医者がそんなことを言うとは残念だが、それも無理はない。

しばらく黙りこんだのち、深いため息をついて尋ねる。「こんなにウイルスが蔓延しているのに、どうやって？　安全が確保できない」私はつい歯を食いしばる。

「大丈夫さ！　水疱瘡《みずぼうそう》パーティー〔ワクチンが開発される前、水痘になった子供とわざと遊ばせて免疫をつけようとしたアメリカのかつての習慣〕みたいなものだよ。みんなで病気になって、みんなで免疫を獲得する」私のしかめっ面はマスクで隠れているはずだが、呆れてつい天を見上げてしまったか、あるいは何かほかのボディランゲージで、私の不快感が伝わったに違いない。リチャードはさらに私を励まそうとする。「ほら、笑って笑って。楽天主義でいこう」話を聞いていた看護師が私の手に触れ、囁《ささや》く。「さっさとここを出たほうがいいですよ」

今の話、リチャードは真剣に考えたのだろうか？　学校の再開はたしかに大事な目標だが、彼の提案は単なる陰謀論のなれの果てか、それとも疫学やモデル理論にもとづいた確かな結論なのか？　子供が登校すればきっと感染して、ウイルスを家庭に持ち帰り、その途中で教師や用務員、バスの運転手らにうつすだろう。子供は重症化しないとしても、大人や慢性疾患を持つ人々に死をもたらすはずだ。腹が立ったのは、この感染連鎖の問題のせいだけだろうか？　一二〇万人が死亡することになる〝集団免疫〟戦略の一環だって？　なぜ彼は〝楽天主義〟なんて言葉を選び、数メートル向こうにいる病人を無視する？　水疱瘡パーティーが持ち出されると、なるほどと思う人がますます増えそうだが、そんなものはワクチンが一般的になった三〇年も前に廃れた考えだ。いま私たちは未知のウイルスに直面しているというのに、大昔のもっともらしいご説を持ち出すなんて、どうかしている。国の反応は皮肉と誤報にあふれ――アメリカ疾病予防管理センターさえ間違えた――前代未聞のウイルスと闘っているのだと思い知らされる。どの道を進めば正解かはっきりせず、この混乱のなか、道を切り拓いてくれる信頼できるガイド役もいない。リチャードは私の知らない情報を持っているのかもしれないが、やはり疑わしい。

車に向かう道すがら、リチャードとの会話の不協和音のせいで、数時間前に診た患者のことがよみがえってくる。三八号救急車で到着した七〇歳の重症患者は、悪名高き四一号室へ運ばれた。もともとエボラウイルスの治療のために作られた陰圧室である。ソーントンさんは階段をのぼっていたときに急に胸が締めつけられ、息切れが始まった。救急車を呼んだあとへたりこみ、そのまま意識を失いそうになった。なんとか持ちこたえて、救急車の中でとられた心電図で心臓発作を起こしていることがわかった。病院で電話を受けた看護師は、到着時に心臓チームを待機させるため、心臓カテーテル室の準備を始めた。救急隊員がストレッチャーに乗せた彼をベッドに移したとき、患者の顔は土気色で、呼吸も速く、一、二語やっと口にしただけだった。血圧が低く、心拍も速い。

　私は看護師チームとともに部屋に入った。看護師たちはいっせいに、一人が検証用心電図を取りつけ、別の一人が点滴を始め、三人目が血小板を非活性化させて血液をさらさらにする薬剤の準備をした。「心臓発作を起こしているようです」私は患者に告げた。「つまり、心臓に酸素を運ぶ血管がふさがっているということです。心臓チームが手伝いにきてくれます。彼らがあなたを上階へ運び、脚の付け根の血管に太めの針を刺して、そこからカテーテルを入れて心臓まで通し、小さなバルーンを使ってステントという金属製の網状の筒を入れて、動脈を広げます。経皮的冠動脈形成術という措置です」

　彼が到着して一五分経っても、心臓チームの姿はどこにも見えない。一五分なんてたいした時間ではないと思うかもしれないが、私は水に沈んでいる人を眺めている気分だった。彼の心筋が刻々と死につつある今、私は病院のオペレーターに電話して、あらためて心臓カテーテル室を呼び出してもらった。さらに一〇分後、ようやく循環器科フェロー〔レジデント終了後の専門医になる研修中の医師〕のドクター・カリーが現れた。眼鏡をかけ、頭の禿げた男で、糊のきいた白衣を着ている。同年輩に見えるが、実際には私のほうが一〇歳は上ではないかと思った。研修の最終年を迎えた彼の仕事は、患者の準備をしてカテーテル室まで付き添うことだ。そこでは閉塞した血管の治療をしようと専門医が待ちかまえている。彼は息苦しそうな患者の様子を見て、ぎょっとした。

「うわ、相当悪そうだ。挿管したほうがいいんじゃないか」

「だめだ。患者は話ができるし、混乱もしていない。必死に意識を保とうとしている」

「だが、人工呼吸器につなげば、ドア・トゥ・バルーンの時間を止められる」心筋梗塞の標準治療は、バルーン誘導したステント装着によって、閉塞した冠動脈の血流を再開させる処置を、病院到着から九〇分以内におこなうことだ。これをドア・トゥ・バルーン・タイム（DTBT）と呼んでいる。できるだけ速く積極的に動けば、それだけ好結果が出るのだ。しかし、患者を人工呼吸器につなげば、時計は人工的に止まる。人工呼吸器をつけることで、ステント装着を遅らせられるだけでなく、心臓チームが慌てて治療をする必要もなくなるわけだ。だが私たちに必要なのはその場しのぎではなく、この時計に責任を持ち、大至急、患者の心臓と命を救ってくれる人間だった。

「だめだ。彼を上に連れていってくれ。すぐにカテーテル室に運ばないと。君のチームの準備はもうできているのか？」

カリー先生はまだおろおろしていて、先に胸のCTを撮って、大動脈解離がないか確認すべきでは、と悩む。

「カテーテル室で見つけられないのか？」私は尋ねた。単なる心臓発作ではなく、もっと珍しい疾患だったら、と不安がる気持ちはよくわかる。いきなり行動するまえにできるかぎりデータを手に入れておいたほうが安心だが、スピードが生死を分ける救急医療では、確実さを得る安心感を飛び越えて、前に進まなければならないこともある。標準治療は明らかで、教科書どおりにやれば患者が助かる可能性は高い。でもこのままでは、彼がいつまで持ちこたえられるかわからないし、目の前に死にかけている人がいるのに手をこまねいているのはつらすぎた。それでもカリー先生は何をすべきかさらに二〇分ぐずぐずと考えたすえ、ようやくソーントンさんを運び出した。二人が去って数分も経たないうちに、頭上のスピーカーから「カート先生」を呼び出す声が響き、私たちの患者を蘇生するため心停止チームが招集された。患者の心臓がカテーテル室で停止したのだ。

そのときは、自分のしたことが正解だったのかどうか考えている暇はなかった。でもこうして車の中にいると、つい思い返してしまう。なぜあの医師は手順どおりに動かなかったのか？　私ももっと強く迫れたのでは？　議論する暇があったら挿管すべきだったんじゃないか？　なぜあのフェローなんか無視して、循環器科の専門医にじかに連絡しなかったのか？　正解なんてなかったのかもしれないが、これに似た生死のかかったケースで、もっと積極的な治療がおこなわれる場面を見たことがあった。救命治療に遅延は禁物で、ある種の患者に対しては、病院は油が充分にさされたマシンのように動く。

数週間前、私は腹痛を訴える大手企業の取締役会長を担当した。彼女はすぐさま院内に通され、待合室は素通りだった。病室に入る前から、私の携帯電話には私の上司、彼女の上司、そして学部長から、いま救急医療科にいるのはＶＩＰだと知らせる連絡が入った。主任看護師は三八号室にいる重要人物のところにすぐに私を案内した。患者の電子カルテには、普通は青のところ、金のバナーがついていた。

のろのろと進む普段の治療手順とは打って変わって、いっさい邪魔は入らず、議論もなく、遅れもない。救急科の誰もが効率的に動きまわっていた。検査結果はたちまち戻ってきたし、暖かい毛布もどこからか調達され、鎮痛剤がすぐさま投与された。ただちに腹部CTがおこなわれ、CTで撮影されたまさにその場所に、命にかかわる動脈瘤が見つかった。大急ぎで白髪の目立つ猫背の麻酔医、画像下治療専門医、血管外科医が救急科に現れた。次の作業、手術手順、術後管理などが話し合われるなか、ここはずいぶん広々しているなと彼らが感想を漏らした。救急科は完成してすでに二年が経過している。彼らは一度もここに下りてきたことがないのだ。

私はそうやって、やればできるのだと知った。必要な資源は、時としてすべてまわりに揃っているのだ。非効率やら遅延やらを押しのけ、躊躇なくみごとな治療がおこなわれた。でも今日の私の患者は無視された。新型コロナウイルスの流行がピークを迎えていたあいだは、手順がきちんと組み立てられ、誰もがVIP並みの治療を受けられた。しかしそういう時期はすでに過ぎた。私の患者は重要人物ではなく、ただの〝人〟だった。発言力もなく、影響力のあるサークルの一員でもない。そこで差が出るのだろう。さまざまな障害や遅れや混乱が、まもなく彼の命を奪うのかもしれない。いや、どのみち彼は死んでいたかもしれない。

暖かな風が車内を満たし、病院のエアコンで冷えた体を温める。ガーフィールド大通りに入ると、高速道路に向かう途中、廃墟となったパン工場の横を通りすぎる。子供の頃、夏の空気にその工場から流れてくるいい匂いがたちこめ、私は胸に希望が湧いたものだった。工場がつぶれて、もう二〇年になる。若い同僚たちは、サウスサイドを吹く風に希望の匂いを嗅いだことがないのだと気づく。今日私は二人の同僚と勤務が重なり、二人とも黒人だった。オルガはカーリーヘアがとてもきれいで、静かな知性から来る自信がみなぎっている。Qはサウスサイド出身で、ナイキのエアフォース1を履き、どのスタッフとも仲良くする。私たちは、間近に迫った科長の引退が救急科に変化をもたらすきっかけになるか、一時間ほど話し合った。警官が黒人を虐殺した事件によって広がった現在の抗議活動が、病院内にもいわゆる〝ダイバーシティ&インクルージョン〟の機運を生んでいる。今度ばかりはリップサービスやジェスチャー以上の対応が引き出せるかもしれない。

ダン・ライアン高速道路に乗る交差点で、衝突事故の残骸を避けて通る。この交差点には一年じゅう車の部品が散らばっている。事故が起きて残骸が片づけられるとすぐ別の事故が起きて、またガラスやら金属の破片やらを道路にまき散らす。帰宅すると仮眠し、それから夕日に染まったオレンジ色の空が徐々に青と紺のぼかし模様に変わっていくのを眺める。秋が訪れようとしている。街灯がともるにつれ、ビルのガラスに光が反射して、街はスパンコールで着飾る。今年は、まもなく訪れる秋の夕闇のなか、高速道路で静かに列をなす除雪車のライトの点滅に目を引かれる。まるでそう振り付けされているかのように、正時にいっせいに現れたそれら除雪車がダウンタウンに続く出口を封鎖し、抗議者たちをビジネス街に近づけないようにしているのだ。

ジョージ・フロイドの死を受けて街で抗議者たちの怒りが爆発し、私は殴られたり催涙ガスの被害を受けたりした人たちの治療をした。しかし、跳ね橋が上げられ、高速出口が封鎖されているせいで、このあたりは静かだ。街で暴動が起きていても、近くには抗議者の姿はなく、略奪もなく、不安の気配もない。それでもこの夏を封じこめる絶え間ない不安からは逃れられなかった。週末になると孤独で体が冷えきり、普段のようには温めるすべがない。COVID-19のせいで、飛行機には乗れず、外食もできず、家族を抱きしめることもできない。映画館も美術館も閉まったままだ。姪《めい》と気安く散歩をしたり、友人と公園のベンチで一杯飲んだり、日曜日に家族とピクニックしたりするにしても、警官の気まぐれなご機嫌しだいだった。いつもなら、秋になって気温が下がり、新学期が始まると同時に、連中の狩猟期は終わる。でも、誰もが手持ち無沙汰な今年、はたしてそうなるかどうか疑問だ。

翌日、救急医療科に到着すると、病室のほとんどは空いている。シフトに入っていたのはチーフレジデントで、マスクが歪《ゆが》み、目の下に隈《くま》ができていて、疲れきっているのがはっきりわかる。名前がわからないので、近寄ってIDを確認する。スーザンだ。二年目のレジデントには知らない者が多い。初年度は救急科で過ごす期間はほんの数か月だし、三月以降は顔がずっとマスクで覆われている。人混みにいたら、彼女のことも、その他多くのレジデントも、見つけられないだろう。シフトの状況について尋ねると、一五号室の患者に困らされたと言う。

ピアースさんは軽症患者で、足底筋膜炎による足裏の痛みを訴えている。この結合組織の炎症のせいで、歩くたびに足に激痛が走るのだ。カルテをざっと見たところ、患者は一年前からこの症状に悩まされ、痛みを抑える薬や注射を試してきた。昨日も救急科に来て、何種類か薬を処方されて安心して帰ったが、また今日戻ってきた。私が来たとき、彼女はすでにそこで八時間過ごしていた。私が治療を引き継ぐに当たり、何ができるかスーザンと話し合う必要がある。

「スーザン、一五号室はずいぶんこじれているようだね。結局、患者さんはどうしてほしがってるのかな」

「何をしても気に入らないんですよ。注射を二本打ちましたし、血栓ができてないか超音波検査をして、火曜にはMRIの予約も入れました。足病医にも電話を入れたところです。MRIの結果が出てから医師は診るそうです。でも彼女、帰ろうとしないんです。ここにいたいと言って」

スーザンの声が硬い。早くこの患者を引き渡したくて仕方がないのだ。

「じゃあ、私にできることは何だろう。行って話をすること？　もう少し理解してもらう？」

スーザンは腕組みし、目をそらしている。

「君はちゃんと仕事をした。期待以上に立派にね。問題はたぶん医学では解決できないことだろう。人は不機嫌になると、そこから先に進めなくなる。何か不満があったり、疲れていたり、悲しいことがあったりすると、余計にね」

こうして話すのは声に出して戦略を練るということでもあるが、この状況をもっと大きな文脈の中でスーザンにとらえてもらうよう指導する意味もある。彼女が胸にしまったままにしていることが私にもわかれば、解決策が見つかるかもしれない。そのあと私は病室に入る。

ピアースさんは小柄な女性で、西アフリカ訛りがある。髪を細かい三つ編みにし、先端に青いチップをつけている。自己紹介してから腰を下ろしたが、彼女は私と目を合わせようとしない。

「ドクター・フィッシャーと申します。ここの監督役を務めています。シフトが始まったので、診察に来ました。足の裏が痛むと聞きましたが、ずいぶん前からみたいですね」

「そうなの！　誰も何もしてくれないのよ」

「ええと、カルテによれば、以前ステロイドの注射を受けていますね。でも、足病医はMRIの結果が出るまで、もう打てないと言っています」

「ずっとそればっかり。でも、MRIの予定を入れるたび、仕事が重なってしまって」

「それはお困りですね」私は言う。彼女の鼻と口はマスクで隠れているが、眉間に皺《しわ》が寄ったのは見える。彼女の病院着は紐《ひも》が丁寧に結んであり、ベッドに座っているが脚は毛布の下だ。

最近は足が痛くて仕事にも行けないとピアースさんは言う。ベッド脇に足をぶらぶらさせていても痛いらしい。「今までにいろいろ薬を試してきたんですよね」私は言う。「ニューロンチンは使ったことがある？」

「ええ。でも効かないわ」

「イブプロフェンは？」

「もちろん。でもやっぱり効かないの。それにあんまり長いあいだ飲んでいると、腎臓を悪くしてしまうし」イブプロフェンが腎臓に影響を与えることを知っている人はそう多くない。つまり彼女は医療従事者ということだ。

そこで尋ねてみる。「病院で働いているんですか？」

彼女は答える。「ええ、そうよ。採血士なの。うちの病院では、なんでこの人がっていう連中がみんな入院してるのに、なぜかここではこんなに足が痛いって言ってるのに入院させてもらえない。鎮痛剤を与えて、ひと晩経過観察するだけ。もっと何かしてよ！」

「どちらの病院にお勤めですか？」全体的な状況を把握したくて、そう尋ねる。

「そんなことどうでもいいでしょ？　プライベートに首を突っこまないで。とにかくなんとかしてちょうだい」

話の矛先を変えたせいで、信頼を失ってしまったようだ。私は気を取り直し、できるだけ正直に冷静になろうとする。「これから言うことで、不満をお持ちになるかもしれませんが、ここに泊まっても何の役にも立ちません。ここで私たちにできることは、あなたがご自宅でもできます」

私は終始椅子を立たない。患者が腹を立てていると、こちらもその感情に巻きこまれやすいが、座っていたほうが何を言われても冷静でいられるし、相手の言葉の意味をじっくり考えられるうえ、言葉の陰にある気持ちを察しやすい。ほかに選択肢がなく、時間も限られているから、とにかく話を聞いているポーズは大事だ。座っていれば、相手に集中できる。

「自宅で療養すれば、新型コロナウイルスみたいな病気を病院でもらう心配もない」

「でも、どうして入院できないの？」

「いいですか、では訊きますよ。今までと同じような注射をまた足に打ちますか？」

「いやよ」

「わかりました。では、理学療法はどうですか？」週末なので、彼女がうんと言ってもできない相談だが、何を望んでいるのか特定したかった。

「それもやってきたけれど、ちっともよくならなかった。そもそも理学療法は無理よね。週末だから」そう言って、はじめてこちらを見る。じかに目を見てきたので、私も見返す。なんと彼女は泣いている。それが今の状況である。

私たちが話をするあいだ、ピアースさんは何度も泣き崩れる。歯を食いしばり、入院させてほしいと訴え、結局、週末に病院でひと晩過ごしても何もしてもらえないと納得して、帰宅することに同意する。何度も話が行きつ戻りつしながら。数年前ならオピオイド系鎮痛剤を処方していたかもしれないが、慢性的な痛みを抱える人がそれを使うと依存症になり、死に至ると今ではわかっている。ほかには有効な治療法がなく、私は本人にそう伝える。

「おつらいとわかっているのに、いい答えがなくて悔しい気持ちでいっぱいです。もちろん私以上にあなたのほうががっかりしているでしょう。モルヒネを使うこともできますが、そうなるとほかの問題が出てくる」二人で一緒に問題に取り組んだが、改善することはできなかった——彼女の症状も、気持ちも。

　ピアースさんはしくしくとすすり泣き、天井を眺めている。家では夫が足を揉《も》んでくれる、とわが家ならではの治療法について話してくれたが、それさえもう効果がないという。すでにありとあらゆることを試してきたのだ。彼女はもううんざりしていた。私は尋ねる。「もしかすると気が滅入っているんじゃないですか」ピアースさんはまた私の目をじっと見る。今では目が真っ赤だ。はらはらと涙を流しながら言う。「放っといて。とにかく痛みをとってほしいの」

　彼女はこれ以上心を開きそうにない。人を信頼するスピードも、人それぞれなのだ。

「ピアースさん、私に何ができますか？　注射はいやだし、薬も効かないからいらないと言う。家にも帰りたくないし、かといって何もできずに週末じゅうここにいるのもいやでしょう。どうしましょうか。松葉杖をお持ちしましょうか？」彼女はやはり泣きながら首を横に振る。私にはわからない問題が隠れているかのように。とうとう彼女は言う。「いいわ。試してみる」でも、ちっともよくないことは明らかだ。

「わかりました。では松葉杖を持ってきますね。それと、少しは役に立つかもしれないので、薬も処方してみます」

　彼女がここに滞在して一〇時間になるが、もうしてあげられることはなく、すでに私は疲労困憊している。彼女は正しい。たしかに私たちは、なんでこの人がっていう連中を入院させている。彼女の入院を受け入れれば新型コロナウイルスの感染リスクが多少上がるし、少しも助けてあげられないとはいえ、むげに追い出す気にもなれない。

この泥沼の状況について記録するためパソコンの前に座ったとき、電動車椅子に乗った女性が一人で一三号室に入っていった。大声で泣いたりわめいたりする声が聞こえるので、立ちあがってマスクを鼻と口に引きあげ、デスクをまわって確認しにいく。彼女はマスクを顎までずりおろし、携帯電話のフェイスタイムに向かって怒鳴っている。スーザンとエイミー看護師が私に加わり、彼女のほうの話の内容に耳を澄ます。

「よくもこんなことをしてくれたわね！　あんたのせいでひどい目に遭ってる。落とし前はつけてもらいますからね！　警察に訴えてやる！」パートナーとか身近な誰かが相手だと踏んで、ソーシャルワーカーのフランキーの協力を仰ぐようにエイミーに頼む。

デスクに戻ってピアースさんのカルテを記録し終わったあと、わめいていた患者はフロイドさんという名だとスーザンから報告を受ける。電話の相手はじつはかかりつけ医で、その医師が彼女の鬱血性心不全のために処方した新しい薬が原因で、深刻な腎臓疾患になってしまったらしい。処方されたのは二週間前で、昨日の定期的におこなっている血液検査で腎臓疾患が発覚した。ある問題を解決する薬が、別の問題を引き起こしたのだ。自宅にいた彼女に電話で結果が知らされ、ただちに救急へ行くように指示されたらしい。

私が診察にいく頃には、彼女もすでに落ち着いていた。ベッドに座っている彼女は全身紫色だ。ラベンダー色と白のストライプのシャツ、似た紫色のウィンドブレーカー、ラベンダー色のレギンス、同じ色調の紫のスニーカー。両手をこぶしに握り、顔はサージカルマスクと濃い色のサングラスで完全に隠れている。やはり紫色の電動車椅子はベッドの脇に置かれ、本人は背筋を伸ばしてベッドに腰かけて、まっすぐ前を見ている。口を開いたとき、声が震えていた。

「こんなところ、来たくなかった……」

「わかりますよ」私は椅子を引っぱってきて言う。彼女の顎が震えている。「何があったんですか?」

「伝染病にかからないように、家でごく普通に暮らしていたんです。で、かかりつけの先生に新しい薬をもらった。彼女のせいで腎臓がだめになったの。こんなのあんまりだわ」彼女の内側で、怒りがわなわなと震えているのがわかる。両のこぶしを持ちあげ、また膝に戻す。怒りを抑え、平板な声に戻る。「私から頼んだわけじゃないの。なのにこんな目に遭うなんて」

「おっしゃるとおりです」私は彼女と目を合わせようとするが、相手はそれを拒む。「こんなことになって本当に残念です。先方の先生は何て言いましたか?」

「救急に行って入院しなさいって。でも、私は来たくなかった。ウイルスが怖いもの。感染したら死ぬわ。慢性疾患があるから。家で夫と子供たちとおとなしくしていればそれでよかったの。あれこれ言われずに楽しくやっていた。三匹の犬たちと一緒に。猫とも一緒に」

「犬は何ていう名前?」私は尋ねる。彼女との接点を、彼女がほっとできるものを、安心感をまだ手探りしている。べつに悪いことばかりじゃないと思える何かを。

「どうでもいいでしょ、先生。私はとにかく家に帰って、犬をかわいがりたいだけ」

「わかりました。少しでもよくなってほしいだけなんですよ。もちろん、あなたがこんなことになったのは理不尽です。だけどここは刑務所ではないし、私は警官じゃない。あなたはいつだって帰れるし、そうしたいならお帰りになってかまいません」

彼女はようやくこちらに目を向けたが、ちらりと横目で見ただけだ。「かかりつけ医にここに来させられたのに、好きにしていいとあなたが言うのはひどいわ」

彼女の言うとおりだ。「では奥さん、こうしてはいかがでしょう。腎臓や心臓に疾患を持つ患者さんには、腎臓を回復させるために点滴をしなければなりませんが、量が多すぎると肺に液が溜まって呼吸困難を起こします。ご存じのように、そうなると治療に長い時間がかかります。つまりこの点滴には専門知識が必要で、自宅ではかなり難しい。私としては、入院してもらって正しく点滴し、肺に水が溜まらないように腎臓を回復させることをお勧めします。ご自宅で家族と静かに過ごしたいお気持ちはわかりますが、あなたが選んだわけではない現実を今は突きつけられている」

彼女が泣きだす。

「ただ家に帰りたいだけなのよ。なんであなたたちみんな、私にこんなことを？　家に帰りたい、ただそれだけ！　そして静かに暮らしたい」〝あなたたちみんな〟？　ときどき忘れてしまうのだが、スクラブと名札をつけた時点で、私も〝あなたたちみんな〟の一人なのだ。

「フロイドさん、私もそうしてほしいと思ってます。私はあなたの味方ですよ。ただ、もしあなたを家に帰したら、もう病状を管理できない、それを心配しているんです。腎臓がこのまま悪くなったら、透析しなければならなくなるかもしれない。週に三日、機械につながれるんです。それではやはり思うような生活ができなくなる」

「私はウイルスのせいであなたたちに殺される」

彼女は私を知らない。勝手にしろ、と思っていることを知らない。彼女を見ていると、高校のときの意地悪な数学教師、コルテス先生を思い出すことも知らない。先生は、おとなしく席に座らないなら居残りさせるといつも脅してきた。そして威圧的に必ずこう締めくくった。「これはただの脅しじゃないですよ」コルテス先生はいつも頬にピンクの紅をさし、カールした前髪は毎晩きっちりとカーラーで巻いているらしかった。同級生の一人が撃たれたときには、私たちをハグして泣いた。

フロイドさんは両手をこぶしに握り、マスクは涙で濡れている。

「ここに残りたくない」

担当看護師が入ってきたので、最後にもう一度説得を試みる。「こちらは担当看護師のエミリーです。彼女に点滴を始めてもらってもいいですか？　ほかのことはとりあえず棚上げしましょう。一度に一歩ずつ進みましょう」

ようやく私が病院を出たとき、すでにあたりは暗い。救急医療科には窓がないので、明るいときに来て暗くなってから帰ると、一日以上経ってしまったような気がする。いろいろとうまくいかなかったシフトのあとでは、蒸し暑い夜の空気を吸ってもちっとも元気が湧いてこない。救急科の外では、車が通りの両側にずらりと停まり、駐車スペースもそうではない場所も、すべて埋め尽くされている。車のドアが開き、ハザードランプが点滅し、音楽が聞こえている。あらゆる場所に人がいる。みな、顔には深い悲しみの皺が寄り、不安に満ちた物憂げな目をしている。私は道の真ん中を歩いていく。道端は、抱き合ったり、安葉巻の〈ブラック&マイルド〉を吸ったり、何か飲んだりしている、患者の家族や友人でいっぱいだからだ。老人たちは折り畳みのローンチェアに座り、膝に肘をついて身をかがめ、頭を抱えているか、椅子に背をもたせて天を仰いでいる。大部分は、撃たれた家族の容態について情報を待っている人たちだ。新型コロナウイルスのせいで面会ができないため、みな外に集まって待っている。今日は緊急度の低い患者のエリアで勤務していたので、〝コード・イエロー〟の警報も血まみれの外傷エリアも無縁だったが、それでもコミュニティ全体が暴力まみれの夜からずっと逃れられずにいることがわかる。暴力はコミュニティ内に遍在しており、長年身近な誰かがその犠牲になっていないことは、神に感謝すべきだろう。この馬鹿げた状況に対して、文化や統計や研究はずっと意味を見出そうとしてきた。だが私たち人間は、がらんとした宇宙に浮かぶ岩のかたまりに住む、知覚を持つ科学と物理の産物でしかない。この存在にどんなに秩序を与えたくても、説明なんてできやしないのだ。まさに混沌だ。

11 リチャードへの手紙

親愛なるリチャードへ

このあいだ、あなたはシフトを私から引き継いだ。新型コロナウイルスは私たちみんなに緊張を強い、長年築きあげてきた信頼関係も壊した。何十年も続く友人関係がそうであるように、私たちの間柄にもいいときと悪いときがあり、親密だった期間と距離ができた期間があった。あなたに救急医療を教わり、何年も前にチーフレジデントに推してもらったからこそ、そして、フェロー課程に進み奨学金を得るときにもあなたの推薦状があったからこそ、今の私がある。だが、およそ一〇年前に私たちが経験したあの暗黒の時代のせいで、すべてが変わった。あの試練で私の医学に対する見方が大きく変化した。対立の日々は不安だらけだったが、すべてがはっきりしたのも事実だ。私はキャリアを積み始めたばかりで、あなたは終盤だったが、私はありありと覚えている。あなたはどうだろう？

当時は、仕事に行くのがまるで絞首台へ向かうような気分だった。囚人ではなく、死刑執行人のほうだ。二〇〇九年二月、救急医療科は人であふれ返り、待ち時間があまりに長いので、一度、待合室にいた患者が車椅子でぐったりしているのが見つかったことがある。すでに脈がなく、冷たくなっていた。診察前に息を引き取ったんだ。大不況でコミュニティの大勢の人々が職を失い、それにつられて、ほかの全国の病院同様、この病院でもベッド数が縮小された。ERの患者が入れる病床がほとんどなくなり、家に帰る元気もない人々は、病棟に上がるまでに二四時間以上待つこともしばしばだった。病院側は、受け入れの遅れの解決策として、弱っている患者を近隣の病院へ移送し始めた。

　移送プロセスを覚えているだろうか。まずは、私たち医師の誰かが患者の同意を取り付けなければならない。二〇〇九年二月一二日、同僚の一人が、一八時間以上ベッドの空きを待っている患者一人ひとりに、ほかの病院に移ってもらえないかと尋ねてまわった。彼はこの移送の申し出一件一件をメモし、四ページ分にもなる記録に収めた。最初の患者は一九一六年生まれだった。衰弱して自分では何もできなくなり、助けを求めて救急科に来た。三マイル（約四・八キロメートル）離れた病院へ行くのを拒み、「私はもう年をとりすぎた。みんな、訪ねてこられなくなる」と言った。みんなとは家族のことだ。次の女性についてのメモによると、生年は一九三〇年、褥《じょく》瘡《そう》〔床ずれ〕が炎症を起こしたので抗生物質がほしいという。彼女は慎重に同意した。「行ってもいいですよ。でも、その病院のこと、何も知りません」糖尿病を患い、足に潰瘍ができて切断の恐れがある三人目の男性は七四歳で、「大学病院を離れたくはないですが、そうするしかないのなら行きますよ。知らない界隈なので、あまり行きたくないですけど」と言った。同僚は、胸の痛みで錯乱状態にある七六歳の男性にまで尋ねていた。相手は「ほかの病院に行くくらいなら家に帰って神と話をする」と答えた。衰弱した人の治療をする訓練を受けてきた私たちが二〇〇九年にしていたのは、そういうよろよろになった人たちを説得してよそに追い払うことだった。ほかへ行ってほしいと老人に頼むときに体の奥で渦巻いていた忸怩《じくじ》たる思いを、あなたは覚えているだろうか。私は覚えている。あのときのことはけっして忘れられない。

私が医局に雇われたのは二〇〇六年で、この問題が起きるわずか三年前のことだった。救急医療科で指導医になった最初の二人の黒人医師の一人、それが私だ。あなたに雇われたわけではないが、研修中はずいぶん支えられ、ずっと信頼を寄せてもらったおかげで、大学は私にポストを用意してくれたんだ。私が病院の一員になったのは、シカゴ大学医療センターの最高経営責任者（CEO）が施設の立場について医学誌に発表した直後だった。CEOはその記事で、都市部の大学病院が長らく直面している困難を説明した。われわれのような大学病院は、国立衛生局から の資金提供が減少し、保険の給付金も減らされ、医療過誤の賠償金はうなぎ登りだが、医療費を払えない貧困層の患者の数は増加する一方、という問題を抱えている。〝都市部〟の人々を受け入れていると、大学病院としての意義が脅かされるだけでなく、コミュニティのほかの医療機関も存在が危うくなると記事は訴える。今の構造は、都市部の大学病院とコミュニティの一般医療機関の役割分担を間違えている。ハイコストな大学病院の初期治療《プライマリーケア》チームが一般患者を診るのは無駄遣いなのだ。そのうえ、大学病院が〝都市部〟のコミュニティの初期治療をおこなってしまっては、地元の基幹医療機関の仕事を奪うことになる。つまり、このやり方では、かかりつけ医《プライマリーケア・ドクター》という地域のセーフティネットの仕事と収入が失われてしまう。記事は、大学病院の医療資源は難しい治療に使われるべきだと訴えていた。

この考えには、コミュニティの各医療機関の厳しい現実も、〝都市部〟に質の高いプライマリーケア医療施設をもっと増やすための投資が不足していることも、考慮されていない。医療サービスが、最もそれを必要としている人々ではなく富裕層に重点を置いている事実には無言だ。それに、この大学病院が地元自治体の公的資金援助をどっさり受けていることを考えれば、サウスサイドに寄与する義務があるはずだが、そのことも明記されていない。明言しているのは、都市部の主幹病院には近隣の貧困層の患者は来てほしくないし、彼らの日常的な健康問題は大学病院の範疇外とするべきだ、ということだ。

主幹病院が選り好みをして、次々に押しかけてくる〝都市部〟の人々を避けようとしてもそう簡単にはできないので、この記事は奇術師さながらすばやい入れ替えを提案した。都市部の大学病院が寄与するべきコミュニティは、それが立地する近隣地区ではなく、彼らがどこから来ようと難しい治療が必要な患者たちだ、と訴えたんだ。この構造改革によって、シカゴ大学医療センターは、ERにやってくる病人や、ここの特権的な立場を支える地元コミュニティの納税者には責任を負わなくなった。この方針をもとに、病床の再分配や、〝都市部〟の人々が基本治療を求めてくるERの縮小が正当化された。全国に散らばるほかの主幹病院と同様、私たちの病院もあふれ返る地元の患者を追い出し、最先端の設備や宣伝広告にもっと投資し、難しい治療を必要とする遠方の患者を呼びこもうとするようになったんだ。

リチャード、いま振り返れば明らかだが、この方針にもとづいて作られた条件付きの計画によって、標的となった地元コミュニティがいかにその後の数年間で医療から排除されていったか、その時点であなたには見えていただろうか。

私がこの大学病院に加わったときには、希望にあふれていた。ここなら、自分が生まれ育ったコミュニティを変えられると思った。面接を受けたとき、病院幹部の人たちも、ERに日々やってくる貧しい社会的弱者をできるだけ大切にしたいという目標を口にしていたので、いよいよ期待は高まった。早くそうした人々を助けたくて仕方がなかった。最初の二年間をかけて自分の役割を徐々に確立し、スキルを磨き、コミュニティの支援グループと病院の資源や医療、ケアをつなげる協力関係を築いて、慢性疾患を持つ人々を助けるプログラムを作った。ところが、医局員として雇用されてから二年後の二〇〇八年、債務担保保証券（CDO）というリスキーな金融商品が全世界を巻きこむ経済危機を引き起こした。いわゆるリーマン・ショックだ。それに伴い、病院は近隣地域をいよいよ本格的に見捨て始めた。そう、私のコミュニティだよ。

二〇〇八年以降の病院組織からのメールはどれも、どうやって患者を救急医療科からよそへまわすか、それればかりだった。すぐにタスクフォースが作られ、何度も会議をして、データをもとに段階的に配置換えするプロセスが構築されていった。ガントチャートや作業計画ができ、予算もついて、病人を救急医療科からどこかほかへ送る方式が確立した。するとすぐに次の段階に進んだ。ER患者用の病床ががんや循環器科の患者に振り分けられたんだ。〝数より質〟や〝ベッド地理学〟といったもっともらしいキャッチコピーで飾りたてられて、病院はサウスサイドの住人を追い出して、ノースサイドや、はるかウィスコンシンやインディアナの人々を受け入れる計画に乗り出した。

あなたをはじめとする上司たちは、単に管理上の計画だから心配する必要はないと私に言った。そして、混みあったERや苦しむ患者たちを、私の協同研究プログラムの妨げだと位置づけ、研究や治療プロジェクトに集中したほうが明るい未来が開けると私を励ました。そういうアドバイスを口にしたとき、当の苦しんでいる患者たちは、文字どおりの意味でも、比喩的な意味でも、私がよく知っているコミュニティの人たちだとあなたはわかっていたのだろうか。今、当の私たちが起こしているようなダメージを防ぐ将来的なプログラムを計画するなんて、その矛盾とどう折り合いをつければいいかわからないと相談したときのことを、覚えているのか。私の研究が救おうとしているその同じ人たちを苦しませているこの現実と、どうやって両立させろというのか。昔から理想主義者だったあなただから、私は信じ続けたかった。これは一時的な措置で、上層部は、近隣の人々への被害の大きさを目の当たりにしたらすぐに元に戻すと信じていた。良心があるなら、質の低い差別的な医療行為を黙って見過ごせるはずがない。

ところがある日、ピットブルに咬《か》まれたドンテ・アダムスという名の子供が病院に来た。『シカゴ・トリビューン』紙の記事を引用しよう。

去る八月、野犬のピットブルに顔を咬まれ、上唇を食いちぎられたドンテ・アダムスという少年は、母親のアンジェラ・アダムスにシカゴ大学医療センターに連れてこられた。しかし、アンジェラ・アダムスの話では、ドンテはすぐに手術室に連れていかれるのではなく、病院スタッフから医療保険についてしきりに訊かれた。

息子をすぐに入院させてくれとスタッフに頼んだが、拒否されたとアンジェラは言う。医療センターの記録によれば、緊急救命室のスタッフはドンテに破傷風の予防接種をし、モルヒネを点滴し、抗生物質と鎮痛剤のタイレノール3を処方して、一週間後に「クック郡立病院で様子を診てもらってください」と告げた。

犬に顔を咬まれた少年は、無保険だったせいで追い払われた。〝まず何よりも害を与えてはならない〟というヒポクラテスの誓いはどうなってしまったのか？　支払い能力の有無にかかわらず、医師にすべての人の治療を義務づける医師法は？　コミュニティのためにできるだけのことをしたいと、かつてあんなに主張していた病院が？　子供の裂傷患者を拒否したこの出来事で、私の中に灯っていた最後の信頼の光が掻き消された。

するとと、二〇〇九年二月初旬、執行部がＩＣＵの病床をすべて閉鎖し、残った病床は特殊患者《ペイシェンツ・オブ・ディスティンクション》に振り分けると発表した。特殊患者とは、がん専門医や循環器科医のような専門医が必要で、しかも民間医療保険の加入者のことだ。ＥＲにやってくるタイプの患者ではない。特殊患者に病床を与えるということは、ＥＲ患者が入院できるスペースがますます少なくなるということであり、待合室の混雑に拍車をかける。現在平均待ち時間はすでに九時間だったが、これが間違いなくさらに長くなるのだ。もっとひどいのは、低所得者や無保険者を病院側が拒否することを禁じるＥＭＴＡＬＡ法に引っかからないよう、待っている患者に簡単な検査を受けさせ、それからほかの病院へ移ってもらう、という対策まで実施されることだった。やっと子供の預け先を見つけて仕事を休んできた不正出血の女性は、さっさとほかの病院へ追いやられた。彼女の隣人は、夜ずっと眠れない原因となっているかゆくて仕方がない発疹にも、薬を出してもらえず、かわりに受け取ったのは、どこかよそに行ってくださいという紙切れ一枚だった。救急医療科で、私は病院の代理人となった。最悪の状態にあるＥＲから病人を引きずり出す係。金持ちの味方だ。

　こういう方針がとられたのは私たちの病院だけではない。全国で同じ変化が起きていた。そしてほかの病院同様、私たちの医療センターも、このダメージを少しでもやわらげようと、〝適切な治療を適切な場所とタイミングで〟提供できるように、コミュニティとの連携を率先しておこなった。たしかにこれを進めることで、初期治療の提供を目的としたほかの医療機関とのつながりができたが、このネットワークは大きさも強固さも足りず、私たちの病院のコストカットの駆け足のペースにはとても追いつかなかった。この提携関係で最も力が注がれたのは、まずどの病院へ行けばいいかコミュニティを〝教育する〟ことだった。まるで、そこをわかっていない人たちのほうにこそ、今の医療問題の原因があるかのように。コミュニティを癒すという誓いの気持ちと、どこもかしこも折り合わなかった。この性急で危険な計画は倫理にもとると考えているのは私だけじゃなかった。私の直属の上司もだ。そして、特殊患者措置が発表されたとき、内科部長とともに、彼も辞職した。管理方針の変化の嵐でもみくちゃにされるなか、私たちはリーダーさえ失ってしまった。

こうした辞任劇のあとで招集された救急医療科の会議に向かいながら、私はむかむかしていた。医局員になってからの二年間に、二人の上司が辞職した。八〇〇〇人のER患者がよその施設に追いやられた。患者の体を第一としなかったおかげで、一億ドルのコストカットができた。そして今、特殊患者待遇の導入で、ER患者はますます医療から遠ざけられようとしている。病に侵され、ほかに選択の余地のない貧しい人々が、病院全体の予算の帳尻合わせをさせられていた。CEOがとりあえず暫定で救急医療科部長の席につき、ほかにも管理部門の人々が大勢会議に加わって、内紛について話し合い、さらなるコストカットをめざそうとしている。今でさえ倫理的にどうかという状況なのに、さらにこれを推し進めるというのか？　とにかくもう耐えられなかった。あなたもあそこにいた。尊敬していた人たちが、拒絶された大勢の病人を無視する姿を見て、私がどんな気持ちだったか。近頃では、ちっとも眠れなくなってしまった。私の目の下に隈《くま》ができているのが、あなたにはわかっただろうか。

経営陣との会議には以前も出席したことがあった。それは病院運営の計画プロセスの一ステップだが、私たちが何か提案するたび、つまらない口出しだと却下された。ER縮小についての最初の会議で、同僚の一人が、喘息患者を移送すれば、治療の中断が病状を悪化させると指摘した。幹部たちは彼の意見を非生産的だとし、病院経営に何が必要かわかっていないと切り捨てた。別の同僚は、われわれが今そうしているように、患者を長時間待たせると死亡率が上昇するという研究結果を引用した。事務方たちは彼女の心配を、くそ真面目な研究者の思いこみだとして鼻で笑った。同じように、倫理面で疑問があると私たちが意見すると、「オムレツを作るには卵を割らなければならない」などという軽々しい論理ではねつけた。その〝卵〟とは、患者の体や命を意味するのだとしても。今回の会議も似たようなものだとわかっていた。ただし今度はもう意見を募ることもせず、最初から頭ごなしに命令するだけかもしれない。

会議は、まるで離婚調停のような、上っ面だけの思いやり深い言葉で始まった。おざなりな歓迎の挨拶のあと、CEO、最高業務執行責任者（COO）、その他の幹部たちが紹介された。彼らは紺やグレーのスーツ姿だった。こちらは白衣で、口元をこわばらせ、眉《まゆ》をひそめ、胸をどきどきさせていた。後方の壁に寄りかかって座っている私の眉に、ぽたりと汗が落ちた。中央のテーブルは事務方と各科の幹部たち専用だ。あなたやあなたと同クラスの人たちがいる場所。

ちょっとした冗談や雑談もなしに、緊張感漂う沈黙のあとすぐに本題に入った。幹部連中は、救急科での経験がなくても、この病院が立地しているコミュニティのことをほとんど知らなくても、基本原則に従っていくらでも仕事ができるのだ。予想どおり「資源分配の再調整」が提案された。どうやら私たちは、この近辺を〝わが家〟と呼んでいるもっと貧しい患者たちまでよそへ移さなければならないようだった。一方で、特殊患者たちは移送のおそれがないばかりか、ER内に特別に用意された一画で治療を受けるという。

CEOは救急科を再編して、ベッド一〇台を仕切りで区切ったスペースにそれぞれ入れ、そこに特殊患者を収容する計画を練っていた。足首の捻挫や咳などささいな問題を手早く診るのに使われていた八台のベッドは廃止される予定だ。特殊患者の数は、年に救急医療科を訪れる四万七〇〇〇人の五分の一にも満たないが、今では彼らは病院のスペースと資源の約半分を占領している。残りの八割の患者の混雑度は急上昇し、彼らの苦しみもそれに比例する。私は茫然としていた。あなたはこの難局のなか、私たちのリーダーとしてみずから手を挙げ、ときにCEOの計画になんとなく賛成し、ときにうっすらと反対してみせた。あのときあなたがどう感じていたのか、今でも疑問だ。本気で葛藤していたのか？　仕方がないと思っていた？　大事な局面だとわかっていたのか？

会議が進むにつれ、私はそわそわし、心臓が爆発しそうになった。想像以上にひどい状況だったが、言葉が見つからなかった。反旗を翻すべきか？　鋭い質問を投げかけるべき？　あるいはわざと馬鹿げた質問を？　私はただ口をつぐみ、いらいらしていた。治療のため患者にそれぞれ区切られた部屋に入ってもらうのは、救急医療でもそう珍しいことではない。でも、支払い能力にもとづいてそうするなんて、聞いたことがない。シニア指導医の一人がこの件の合法性について問い、もう一人が計画を書面にしたものを見せてほしいと告げ、別の一人が、すでに混みすぎている救急科に来た患者の身の安全に不安があると話した。どの質問もわけのわからないビジネス用語で粉砕された。患者たちもいろいろなキャッチフレーズを並べたてられて、今の私たちの疑問と同じくらいすばやく消されるのかもしれない。〝どんどん縮小して、しまいに廃止〟のひと言で、熱で浮かされている七九歳の女性が、地元から何キロも離れた病院に移送された。〝資源の分配を制限すれば流れやすくなる〟という言葉と魔法の杖のひと振りで、腕を折った労働者階級の男性が、自分を診てくれる整形外科医をみずから探しまわるはめになった。〝組織風土は議論に勝る〟と言われて、幻聴を訴える若い女性が州立病院へ追いやられた。〝高価値、効率、機会〟、そして私は病院の待合室にいた友人の祖父が、彼が求めていた治療まであと数歩というところで亡くなったのを目にした。金が具体化し、人が抽象化した。

帰宅したとき、この計画が救急医療科の人種分離をどれだけ拡大するか実感した。オバマケアが導入される前だったこの時代、黒人の五人に一人は無保険者で、それに対し白人は八人に一人だった。すでに分離されてしまっているシカゴのサウスサイドでは、この偏りがもっと激しい。民間医療保険に加入している黒人もいるにはいるが、無保険者や公的医療保険加入者のほぼすべてが黒人だった。有保険の特殊患者と、サウスサイドの無保険者あるいはメディケアやメディケイドの患者のあいだに壁を築けば、事実上、白人患者用ERと黒人患者用ERができあがるだろう。黒人患者用ERは、はるかに狭いスペースでより大勢の患者を診るべく、奮闘を余儀なくされる。人であふれ、医療資源も足りないこちらのERでは、人々は診察まで耐えがたいほど待ち続けなければならない。友人や子供の頃に世話になった小学校の先生や私の両親が救急車で運ばれてきても、壁の残念な側に収容されるはめになるだろう。

私がこの大学病院に来たのは、私を育ててくれたコミュニティを癒すためだ。ところが今では、特殊患者に貴重な医療資源をまわすために、ブラウン対教育委員会裁判の判決〔一九五四年、連邦最高裁判所がおこなった公立学校における人種差別を否定する画期的な判決。これが公民権運動につながった〕を平然と無視する計画に加担していた。私は隣人を拘束する黒人警官であり、兄を訴追する黒人検事であり、妹の住宅ローンの申し込みをはねつける黒人貸付係だった。情報のタレコミで『シカゴ・トリビューン』紙や『ニューヨーク・タイムズ』紙がこの方針に警鐘を鳴らし、全米救急医学会はこういうやり方は「危険」と指摘した。これでは、患者ダンピング〔一九八〇年代前半に全米で問題になった、病院側が経済的な理由で患者を拒否する事例〕を防ぐEMTALA法が成立したときと変わらない。私が覚悟を決めたことにあなたは気づいただろうか？　連中が救急医療科を人種分離の場としたその日、私は二度とシフトに入らないと決心した。

この時期をやりすごすためにしたことと言えば、スコッチウィスキーを注いで自宅のソファーで寝転がり、医局の若い仲間たちと怒りに燃えるメッセージをやり取りすることだけだった。コストカットが始まってすでに何か月も経ち、私たちはもう怒り心頭で、連中の方針がいかに間違っていて、いかに人種差別的で危険なものか指摘し、これからどうすべきか話し合った。執行部の連中に従えば、それは悪魔に協力することを意味し、かといって辞職すれば、教育ローンを返済できなくなってしまう。大げさかもしれないが、私はナチス親衛隊が家族とピクニックする写真を引き合いに出した。この写真は、人の心にどれほど悪がはびこったとしても、それで角や蹄《ひづめ》が生えてくるわけではないと教えてくれる。どこにでもいるごく普通の人でも、わが子を愛し友人たちと笑う一方で、悪を受け入れられるんだ。そしてここでも、あなたを含む、私のよく知る医師やリーダーたちが、人を差別し傷つける計画に歩調を合わせている。

救急医療科で人種分離を実行する提案がおこなわれた会議が、このところERにじりじりと張りつめていた緊迫感をはっきりと浮き彫りにした。私は、これを提出すれば辞職は免れないと思われるメールを書き始めた。医療における差別は倫理的にけっして許されないが、表向きは人種とは無関係に見える改革計画がまさに差別を引き起こすことを説明する内容だ。医療倫理（と法律）は、患者に何が必要かということだけが救急医療資源の分配基準となるべし、と定めている、そうメールで訴えた。一一年経った今メールを読み返すと、そのとき緊張で震えていた指やからからになった口のことが思い出された。タイプミスだらけで、学術界が使う客観的なトーンではあるが、曖昧なところは一つもない。上司たちが辞職したときそのあとを継いだあなたをはじめとする医師たちに、このメールを送った。私はあなたがた全員に知らせる必要があった――この方針に沿って進むことは、すなわち「分断と差別」だ、と。

この電子メールはあちこちに転送された。一日も経たないうちにCEOから私の携帯電話に連絡があった。そして、自分の計画には人種差別の意図はないし、そもそも人種についてはひと言も言及していないと言った。しかし私は、意図があろうとなかろうと、結果的に人種差別になっていると反論した。私はそれを看過できないし、彼もするべきではない。電話を切るまえに、私は、医療保険の有無ではなく症状の緊急度を基準にして救急医療を再考するべきだと、代案を出した。その後数週間は、メールや廊下での立ち話という形でこの計画に関する議論が白熱した。まもなく、それまで怯《おび》えてうつむいていた同僚たちも勇気を出し、新たなアプローチに賛同し始めた。日に日に、私の辞職は必ずしも決定事項ではなくなっていった。

その後の数週間は仕事で忙殺された。とはいえそれは、続けろと促された研究のためではない。私は事務方の中にひそかに味方になってくれる人を見つけ、若手の医師たちと連携した。貧しい黒人を犠牲にして裕福な白人患者に高度な治療を施す、そんな差別的な救急医療に対する怒りが私を焚きつけ、睡眠不足や報復の不安もはね返した。借金も住宅ローンも、もう心配している場合ではなかった。差別の意図があるにしろないにしろ、貧しい人から医療資源を奪うなんて許されない。少なくともここ、サウスサイドのど真ん中にあるERでは許さない。私の使命ははっきりしていた。

たぶんあなたも覚えているだろうが、最終的には事務方がひるんだ。特殊患者のためにERを分断する計画は、重症度によってスペースを分ける設計に変更された。治療も考え直すという約束についてもいずれ守ってくれるものと思うが、とにかく患者を分断する壁はなくなり、救急医療科を特殊患者に振り分ける計画も消えた。もし誠実に約束を守ってもらえるなら、患者の重症度を基準に医療資源を投入するこの新計画で、治療の効率化を進め、コミュニティの持つ資源も取り入れて、さらにいい形で医療体制が広がっていくだろう。

一年後、混乱が収まる頃には、救急科部長と四人の課長が姿を消していた。救急医療科全体では合計三五人が辞職して、よそで再出発することになった。医療センターのCEO、COO、CFO（最高財務責任者）も同様だった。例の分離計画はただでは消えず、私たち全体に罰を科した。あなたもそこにいた一人だ。私が残れないということもわかっていたはずだ。三年間で四人も上司が変わったあの場所では、私はもう成長できない。そして、利益さえ生むなら差別も受け入れるという、かつて尊敬していた人たちの姿を目の当たりにした今、もう彼らと同じ場所にはいられなかった。不正を駆逐するプロセスがすでに始まっているときに、わざわざ不平等を学ぶことはできない。学術界でのキャリアを追い求めようという気持ちは消滅してしまった。闘うことが何より先決だった。

あれから何年も経った今、あなたに当時のことを感謝したくてこの手紙を書いている。あのとき私は、策略や社会的名声を剝ぎ取られた真実をしかと見せられた。この病院もアメリカのほかのあらゆる機関と同じなのだということを、この目でじかに目撃した。病院の利益になるなら、平気で人を、文字どおり人体を、破壊するのだ、と。そして、ほかの多くの善良なアメリカ人と同様、この病院に属する善良な人々が、怪物を前にするとすごすごと傍観者になるのだということも目にした。長年にわたる分離と医療資源の偏った分配によって、サウスサイドの人々が健康を害し、無保険に陥り、社会から排除されていることも。〝色など気にしない〟財務上の決定によって貧困層から富裕層へサービスが移行し、黒人から奪ったものが白人に与えられ、社会が人種を選別して搾取することも。医療の不平等は、いつか修正されるといいなあとその日が来るのを待つのんきな放置の結果ではなく、一つのコミュニティから意図的に奪って別のコミュニティへ渡す計略の結果だということもこの目で見たし、倫理と科学の大切さを訴える議論が金儲けの前で無力に敗れるのを目撃した。正しさなど無意味だった。パワーだけが物を言った。

あの当時のこと、覚えているだろうか、リチャード？　あの真実の瞬間、あなたがどの位置に立っていたか、覚えているだろうか？　場の中心で、組織的差別という悪徳をあなたが手助けしていたときのことを。あんなにさまざまな問題を左右する局面で、あなたは曖昧な態度をとろうと決めた、そのことを覚えているか？　私は覚えている。時間はかかったが、あなたやほかのリーダーたちを許した。大きな間違いもみごとな勝利も、私たちの誰もが一人でやったことではないのだから。人は複雑な存在で、完璧な人間などいない。それに、あの時代を作りあげていた力は、あなたや私なんかよりずっと大きく、いや、病院と比べてもはるかに大きいと気づいた。それはこのアメリカという国を形作るパワーだ。そう知ったとき、私はコミュニティにまた貢献するため救急の仕事に戻ることに決めた。あれから一〇年近く経った今もここで患者の治療を続け、私たちの付き合いも続いている。でも、あの出来事で私は変わり、あなたも変わり、病院も変わったのだとわかってほしい。たとえ一時的にではあっても。私は覚えているし、けっして忘れない。

前進あるのみ。

トーマス・I・フィッシャー

12 二〇二〇年九月

春に新型コロナウイルス流行の波が押し寄せてきたとき、救急車エリア全体が閉鎖され、患者を迎える巨大陰圧スペースに変わった。シカゴ消防局の大型救急車が四台駐車でき、ストレッチャーをそのまま下ろせるスペースもあるので、そこに患者八人分、廊下の両側に各四人分のベッドが設置された。高さ六フィート（約一・八メートル）の間に合わせの壁で仕切られた治療スペースにはベッドが一台ずつ置かれているだけだ。椅子も洗面台も、何もない。とりあえず置かれたアルコール消毒場で私たちは清潔さを保ち、治療スペースにポータブルモニターが運びこまれて、患者のバイタルサインのデータが救急科本部にあるスクリーンに送られる。巨大車庫内では、高さ二〇フィート（約六メートル）の天井部分に急遽取りつけられた空調システムの黄色いパイプがうねうねと走り、エアコンがゴーッと音をたてて送りこむ空気が、夏は室内を涼しくするが、今は断熱されていないこの場所をなんとか暖めようと必死だ。コロナ患者を受け入れるためにテントを建てた病院もあったが、医療資源が豊富なわが医療センターはこうして対処している。そして、増加に転じた感染者たちの治療が後手にまわらないよう、今も利用されている。

今日私は、この新型コロナ用仮設治療エリアの担当だ。メインの緊急救命室からそこに行くには二通りの方法がある。一つは、ナースステーションの向かい側の両開きのドアを抜けていく方法。出入りするストレッチャーが二台すれ違える広い入口なので、普通このルートを使うのは、救急車を外の歩道のところに停めて患者を下ろし、仮設病棟に変身した旧救急車エリアを突っきってくる救急隊員たちだ。もう一つは、救急車エリアの反対側の隅にある除染室を通っていく方法。有毒ガスや化学物質を浴びた患者、警官や消防隊員などの緊急対応要員を消毒するための、特大級のシャワーヘッドや巨大排水溝を備えた除染室は、救急車エリア側とER側の両方にドアロック付きの扉がある。医師のワークステーションから救急車エリアへは除染室を通っていくのが近道だが、今日は使えない。遺体が置かれているからだ。

病院まで来る途中で心肺停止となった患者の蘇生を長時間試みたあと、遺体は治療室から除染スペースへ移され、遺体安置室へ移送されるのを待つ。普段なら、蘇生がおこなわれた部屋に遺体はそのまま置かれて、家族が対面し嘆き悲しむ時間をとるのだが、今は新型コロナウイルスのせいで面会が許されない。愛する家族を失うことは誰にとっても重大な出来事で、しかるべき敬意と重厚さをもってその瞬間を迎えてもらうにはどうしたらいいか、私たちはいまだに模索中だ。とはいえ、ERではほぼ毎日死者が出るし、いつも満杯の待合室にいる病人たちを治療するスペースをできるかぎり確保しなければならない。せめて数時間は死者の安らぎを邪魔したくなかったので、除染室は避けて、救急隊員が使う両開きのドアから仮設病棟へ向かうことにする。

自分のワークステーションを消毒し、カルテに署名したあと、最初の患者の診察に向かう。スクラブ供給機から取り出した清潔な青いスクラブを着て、黄色いサージカルマスクとゴーグル、紫のヘアキャップを身に着けると、病院用の変装ができあがる。こうして誰が誰だかわからない格好をして、長いあいだ一人きりで診察を続けていると、ときどき透明人間になったような気分になるが、よく知っている同僚から「やあフィッシュ」「調子はどうですか、フィッシャー先生」などと挨拶されると、ああ、まだ自分はここにいるんだと思い出す。ワークステーションを出て四一号室から四五号室まで前を通過し、壁のパッドにIDを読ませて、救急車センターに出る両開きの扉を開ける。洞穴のようなエリアに入ると、とたんに一人の患者が手を振って、「先生!」と呼ぶ。私の変装はたちまち見破られる。

今日はERじゅうが、生者にしろ死者にしろ、人で埋め尽くされている。私は呼ばれたほうを見て、その松葉杖をついた帽子とマスク姿の男性患者が、出血しているとか、見るからに何か危険な状態にないか確認する。私は会釈してから左に曲がり、仮設治療エリアの中を進んでいく。彼が、いや、誰もが長時間待っていることはわかっているが、今は対応できない。私は人と目を合わせないようにうつむき、歩き続ける。灰色の病院靴は三月から使用ローテーションに加わっているしろもので、今ではすっかりくたびれている。救急車のタイヤにしっくりくるよう作られたコンクリートの床を裸足で歩いているような感触だ。

私が担当する患者たちは三号ブースと六号ブースにいて、それぞれちょうど向かい合わせの位置にある。最初の一人は新型コロナウイルス・サバイバーだ。フェイヴァースさんは六九歳のぽっちゃりした女性で、病院着にピンクの模様入りマスクという格好をして、ピンクのスカーフを頭に巻いている。五月に人工呼吸器につながれたのち、しばらくリハビリ病棟で療養してから七月に退院した。今回新たに出た症状は脚の腫れで、歩くこともままならず、それでここに来たという。私はキャスター付きのスツールを引っぱってきて、彼女の横に座る。話を聞くためにそばに行かなければならないが、感染の危険があるのである程度は離れなければならない。コロナウイルスで入院したときのことを尋ねたが、彼女には話せることがほとんどない。覚えていないのだ。「孫娘が、浴室で半裸で倒れているあたしを見つけたみたい。あの子が救急車を呼び、ここに連れてこられました。人工呼吸器につながれたようだけど、何にも覚えてないの。思い出せる最初の出来事は、リハビリ病棟に移されるまで病院のベッドにいたことだけ」病院に運ばれたのは四月だと本人は言うが、カルテを見ると五月と書かれていた。脳神経科の専門医は、新型コロナウイルスによる脳炎のせいで、記憶の消失や認知障害が出ているとしている。フェイヴァースさんの経過はとても厳しく、どうなっていても不思議ではなかった。命を取り留めたのは運がよかったのだ。

仮設エリアの私たちの隣のベッドでは、腕を折った若い女性が、長時間待たされていることを電話で誰かに大声で愚痴っている。オープンスペースに声が響き渡り、むきだしのエアコンのパイプから吹き出す温風の音も相まって、フェイヴァースさんの話が聞き取りづらい。こんなふうに脚が腫れたのは初めてだが、じつは先週薬を切らしてしまったのだという。「五人いる孫を追いかけまわしていると、薬局に行く暇がなくてね。そしたら脚が腫れて、子供たちの世話さえできなくなっちゃって」

「この腫れは心臓疾患が原因だと思いますよ。できれば入院してもらって、水を抜くのがいちばんです。そして心臓が悪い理由を見つけましょう」

「先生、それは無理だわ。孫たちの面倒を見ないと！」彼女は、騒々しいエアコンや周囲のコンクリートで反響する話し声にも勝る大声でわめく。手も目も激しく動かしている。

「コロナで何か月も入院していたときと同じようにはできないんですか？」

「無理ね。あのときは子供たちの母親がいたから」

「今はどこに？」

「テネシーよ。あたしが行かせたの」

「なんでまた？」私には関係ないことだとわかっているが、尋ねずにいられなかった。

「あの子に神のご加護を。あたしに言えるのはそれだけ」彼女は意味ありげに眉を吊りあげる。話はこれで終わり、と伝えるしぐさだ。

　フェイヴァースさんは、新型コロナウイルスに感染した何千人というサウスサイド住人の一人だ。フェイヴァースさんが入院した五月までに、シカゴでは、黒人が死者の七二パーセントを占めた。人口比は二九パーセントだというのに。人の世話になりながら生活している人々のあいだでは、とくに状況が悲惨だった。介護施設の住人と勤務者が、そうした感染者の三分の一、死者の五分の一を占めた。サウスサイドにある、ベッド数が二四〇床で、入居者のほとんどが黒人のある老人ホームでは一二一人が感染し、二四人が亡くなった。患者の多くはこの救急医療科に来た。また、国内最大級の刑務所であるクック郡刑務所でも、天文学的な感染率だった。防護具《PPE》もなく、検査も受けられず、施設内に過密状態で詰めこまれている受刑者と職員がみな感染した。サウスサイドの黒人たちは刑務所内で病気になり、帰宅して家族や隣人にうつした。

　シカゴのサウスサイドの黒人たちは、公衆衛生戦略の失敗によってウイルスにさらされるはめになったのだ。当局はこうした失敗後も市民に対して責任をとらず、ソーシャルメディアで広がったデマを抑えることもできなかった。成人黒人の一〇人に四人に新型コロナウイルスが原因で亡くなった知人がおり、これは白人の数値の約二倍に当たる。パンデミックが始まって数か月が経過した今、いまだに後遺症に悩まされているコロナウイルス・サバイバーがますます増えている。フェイヴァーさんは退院して家族との生活に戻ることができたものの、記憶を失い、家族は分裂した。心臓疾患による今回の症状も新型コロナが原因かもしれない。これから彼女のこの症状を治し、また家族のもとへ帰さなければならない。

　私は通路の向かいの六号ブースへ行き、次の患者である四一歳の男性を診察する。脇腹から膿《うみ》が出ているという。病院着を着た彼は黒いマスクをつけているが、ごま塩の髭《ひげ》も不安げな目も隠せていない。椅子はなかったので、彼が横になっている簡易ベッドに片膝をついて身を乗り出す。

なんでも二年前に銃撃を受け、今もときどき傷の一つから膿が滲むらしい。

「傷を診せてもらえますか、ジョーンズさん」

「はい、もちろんです！」

彼は明るい調子で丁寧な口調で話す。大勢の医者に診察してもらってきた証だ。

「撃たれたとき、結腸を吹っ飛ばされましてね。それ以来、この膿瘍ができるんです。いつもは外科医が来て、取ってくれます」

仮設の壁は三方向だけしか囲っていないので、完全なプライバシーを確保することはできないが、仕切りをずらして少しでも隠そうとする。患者は病院着を広げ、黒いTシャツをたくしあげて、まるで菜園のような様相の腹部をあらわにする。土のように茶色い腹には、外科医が切開した深い傷がいくつも畝《うね》を作っている。外科医は人工肛門を残して、その傷をまた閉じたようだ。低くくぼんだ臍《へそ》状の傷が一つあり、そこからガーゼに膿が滲んでいる。マスクをつけていても、匂いがわかる。「痛みはありますか？」私は尋ねる。

「いいえ。昨日は痛みましたが、今は大丈夫です」

ジョーンズさんは、サウスサイドを襲う別の疫病のサバイバーだ。当初、新型コロナウイルスと、それに伴う隔離政策と経済活動の急速な自粛によって、暴力は鎮まった。全国的な調査によると、四月は全国六四の大都市のうち三九都市で殺人率が減少した。ところが五月になると、数が徐々に上昇し始めた。そして、ついにシカゴは爆発した。『ニューヨーク・タイムズ』紙の記事のひと言がこのときの雰囲気をよくとらえている。「風の街シカゴが血の街になろうとしている」聖サビナ教会のマイケル・L・プレーガー師は、彼が社会奉仕に携わっているこの四五年間で最悪の日々だと話した。「今ほど自暴自棄と絶望と怒りがすべてまざり合い、ふくれあがっている状況を、いまだかつて見たことがない」

ジョーンズさんの腹を裂いたたぐいの暴力は、都市や国のごく一画の出来事にすぎない。全国的に、銃による殺人の四分の一は、全人口のたった一・五パーセントが暮らす約一二〇〇地区で起きている。シカゴでは、こうした殺人事件はこの病院の周辺やウェストサイドに集中している。ロックダウンによる経済の停滞が引き起こす緊張は、聖職者や長老たちのような非公式の仲裁者がステイホームで引きこもったり、それこそコロナで命を落としたりしたせいで、ますます高まった。学校、コミュニティセンター、教会、ジムはみな閉鎖され、暴力を抑えてくれるガス抜きもできなくなった。そのうえ、感染を避けるソーシャルディスタンスを保つことが義務付けられて、緊張緩和に携わるグループも活動を自粛した。銃撃とその報復事件のニュースが連日地元メディアで報じられ、やがてそれは日常の風景となって、死体の数はただの統計値と化した。

長年サウスサイドの人々は、殺戮《さつりく》を終わらせるために全力を尽くしてきた。近隣の見回りをしたり、青少年のために交流活動を提供したりする地区クラブの結成から、争いが起きたときにそれを収める介入活動、サウスサイド外傷センターの設立など、あらゆる対策が提案された。いま私は、コミュニティの人々がずっと求めてきた外傷センターで仕事をし、ジョーンズさんのような人の命を救っている。とはいえ、体が穴だらけになった人が運ばれてくるときには、すでに私たちは勝負に負けているのだ。ジョーンズさんのような経験をした人は、肉体的にも精神的にも、もはや今までとは別人になっている。そして、たとえ最高の治療をしたとしても、銃弾でずたずたにされて私たちのところに来る人の数は減らないのだ。

この二人の患者を今日家に帰し、日常生活に戻すこともできる。でも、悲劇に襲われるまえの生活は二度と戻ってこない。パンデミックが始まって何か月も経ち、日々の健康問題に加え、銃による暴力や新型コロナウイルスが黒人の生活や人生を奪い、家族を破壊し、コミュニティを不安定にしていることは明らかだ。この災いが国じゅうに火を放つあいだ、サウスサイドの人々、つまり黒人や貧困層が灰の山となる一方で、ノースサイドの人々、つまり白人や富裕層は表面が焦げる程度だ。私の診るコロナ患者の一人ひとりが、それぞれの感染秘話を語ってくれる。私の銃創患者の一人ひとりが、なぜ撃たれたか、それぞれのつらい事情を話してくれる。でも彼らはこの国のもっと大きなパターンの一部なのだ。私はジョーンズさんを腹部CTに送り、もっと重い感染症になっていないか、外科医に相談するだろう。でも、このじりじりと進む不平等のスパイラルを食い止めるために、私は今日何もできなかった。

救急車エリアを出てERのほうに戻る途中、ゴミ箱で嘔吐している女性に行き会う。看護師が彼女に嘔吐袋を与え、私は椅子を用意する。四八歳のその女性は、透析をするといつも気分が悪くなるという。昨夜透析をして以来ずっと吐き続け、眠ることさえできなかったので、すっかり衰弱してしまったような気がする。二か月おきにこうしてここに来るはめになり、毎回検査を受けるが結果に問題はなく、帰宅させられるらしい。ボリュームのある上着は、初秋の気候には暖かすぎるように見えたので、脱がせてやり、看護師が点滴のために腕の静脈を探し始める。その臨時の待機所ですぐに治療を始めたほうがいいと思えたので、私はデスクに戻り、診察した二人の患者の治療について記録し、そのあと嘔吐している女性には吐き気止めの薬をオーダーして、電解質に異常はないか検査してもらうことにする。

シフトが始まって三時間が経過していたので、除染室の遺体はすでに移送されていた。救急医療科の大部分は、ベッドが空くのをうずうずしながら待っている、すでに受け入れが済んだ患者で埋まっていて、待合室で待つ人は増える一方だ。患者を診られる場所は救急車エリアだけなので、今は空っぽの除染室を通ってそこと行き来する。レジデントの報告を聞き、どんな治療をすべきか話し合ったあと、一度に二、三人の患者を診察する。聴診器は持ち歩かない。ドアのない部屋は騒音がひどいし、コロナ感染患者に近づきすぎるリスクもあるので、そこまでして心音や肺の音を聞く理由はないと思えた。かわりに血液検査とレントゲンで診断する。

シニアレジデントから報告を受けたあと、二号ブースにいる混乱状態の患者のもとへ向かう。栄養状態が悪く衰弱した六〇歳の女性は、痩せて青ざめた顔を白いマスクで隠している。体重減のせいで落ちくぼんだやさしそうな目は表情豊かで、骨ばった手が病院着をいじくっている。

「こんにちは。お加減はいかがですか?」目を合わせているあいだ、彼女は頭や手をしきりに動かすが、ぼそぼそとしゃべる言葉はほとんど意味をなさない。「ええと、ほら、わかるでしょう」だから私はゆっくり話し、「はい」か「いいえ」で答えられる質問をする。

「どこか痛みますか？」

「いいえ」

「自分がどこにいるかわかりますか？」

「はい」

「普段から言葉が出にくいですか？」

「はい。あのときからずっと……」脳に腫瘍が見つかってから、と言いたいのだとわかる。カルテで読んだし、レジデントからも詳しく聞いた。若いときに乳がんを克服したが、最近再発して、それは脳や肺にも広がっていた。私は質問を切りあげて、ポータブルモニターを確認する。バイタルサインは安定している。右の胸壁は紫色のこぶ状に硬く固まっており、左胸はあばらが浮いて見えている。私はまた彼女の顔に目を向ける。やつれて青ざめ、薄い白髪まじりの髪に囲まれている。左腕にフェンタニルパッチが貼ってあるのに気づき、剝がす。麻薬性鎮痛剤を使いすぎると、混乱に拍車がかかる恐れがある。私が腹部を調べ、脚に触れると、彼女は顔をしかめる。今では全身が刺激に敏感になり、痛むのだ。おそらくそう長くはないということがわかる。自分の診断をレジデントに伝え、頭部と腹部のＣＴで混乱の原因を探り、炎症の有無も確認するよう話す。

ベッドを離れるとき、彼女の病状の重さに言葉が出なくなる。ERにやってくるがん患者は、闘病で打ちのめされた人、あるいは治療の副作用に苦しむ人だけで、比較的穏やかな治療を受けている人や寛解した人はけっして来ない。だから、私が担当する患者がサンプルとして偏っていることはわかっているが、ひどい吐き気や再発、痛みを伴うがんはやはり恐ろしいと思う。人生を思いどおりにするなんて幻想だ――がんはこの金言を証明する。彼女はもはや今までの彼女ではなく、生より死に近い。しかしそうした物思いは、旧友を目にしたとたん吹っ飛ぶ。

クレイグは、〝ダブルニッケル〟〔かつて時速五五マイル（時速約八九キロ）だったアメリカの高速道路の制限速度を、五セント硬貨を「ニッケル」と呼ぶことにかけてそう揶揄した〕と悪名をとる、救急車55モデルに乗っている、スキンヘッドのずんぐりした黒人の男で、私がレジデントだった頃にERで救急医療技師として働いていたので、それ以来の仲だ。彼は、脚に裂傷を負ったフラッドさんという四八歳の男性をストレッチャーで運び入れる。

「兄弟、覚悟しろよ、こいつは普通の裂傷じゃない」

「おいおい、ここでする話じゃないな」

「あんたとはこれからも仲よくしたいが、これはマジで深刻なやつだ」

私たちは一緒に三八号室に入り、救急車のストレッチャーから簡易ベッドへ患者を移すのを手伝う。看護師とレジデントも加わる。患者は青いマスクとバギージーンズ、〈ティンバーランド〉のブーツ、白いタンクトップという格好だ。ジーンズに血痕はなく、外傷はどこにも見えない。「さて、傷を診ようか」私が言うと、患者が自分でズボンの右側の脚を引きあげ、病院に運ばれる途中で貼られたガーゼをそろそろと剝がす。現れたのは六インチ（約一五センチ）ほどの傷だ。右脚の膝と足首の真ん中ほどのところがぎざぎざに裂けており、出血はしていないが、患者がなかば弛緩した足首を動かそうとするたび、筋肉や腱が動くのが見えるほど傷が深い。レジデントや看護師を見ると、さすがにすくんでいる。「ほらな」クレイグが去り際に言う。

フラッドさんは少々だらしなく見え、人とあまり目を合わせようとしないので、なんとなくこちらも違和感を覚えるが、理由ははっきりしない。何があったのかとレジデントが尋ねると、「ナイフで俺の脚をちょん切ろうとしたやつがいて」と答える。

「何ですって？」誰にともなく、看護師が言う。彼は話を続ける。ガールフレンドの家に行ったら、管理人――あるいは彼女の別のボーイフレンドか、あるいは警備員か、もしかすると彼女のルームメイトかもしれない――がのしかかってきて、彼の脚をナイフで切断しようとしたというのだ。訊き返すたびに襲撃者が変わったが、とにかく男が彼の脚をちょん切ろうとしたということははっきりしている。なんとかそこから逃げたが、どうやって逃げたかはわからず、とにかく帰宅して、なぜか待機した。襲われたのは三日前だったが、今日になってやっと病院に行く気になり、救急車を呼んだ。

さらに質問しても、口ごもったり、目をそらしたりして、はぐらかす。話の筋が通らなかった。喧嘩だったのか？　警察を呼んだのか？　なぜそのときに病院に来なかったのか？　痛むのか？そう尋ねても要領を得ず、嘘だとしか思えない答えが返ってくるだけだ。命懸けの喧嘩をして脚を切断されかかったというのに、何日も家でじっとしているなんて。それで今になってここに来ている。ワークステーションに戻ったあと、レジデントが整形外科医に連絡して、脚の修復と炎症の有無の確認を依頼する。電話を終えると、整形外科医のほうもその妙な話に混乱したようで、階下に下りて自分の目で確認すると言ったらしい。

彼が傷を負うことになった残忍な暴力の背景にある、何か個人的な事情について、私には知る由もない。彼の生活や人生、この現実離れした暴力の顚末について、全部想像しようとしても無理がある。あれこれ考えるうちに頭がくらくらしてくる。ひと休みしなければ。私は手をアルコール消毒したあと、コーヒーを取りに無線室に向かってぶらぶら歩く。部屋の外のカウンターにあるポットから紙コップにコーヒーを注ぎながら、部屋をのぞいて無線担当看護師《テレナース》に挨拶する。彼女はスマートフォンから顔を上げて「どうも」と言うと、また画面に目を戻す。コロナ前はそこに人が集まり、一日じゅうおしゃべりに花が咲いていた。ここは〝井戸端会議〟室だったのだ。でも今は、無線の合間にスマートフォンに目を釘付けにするテレナースがいるだけだ。まわりに関心がないように見えるのは、じかに人と触れ合わなければならない日々の中で、そうやって緊張をほぐしているからだろう。つるっとしたソーシャルメディアやフェイクニュースが普通である世界にあって、傷ついた患者たちの生々しい体を目の当たりにすると、遊園地のミラーハウスの鏡を見ているような気がする。それらは現実ではあるが歪《ゆが》んで見え、しかも次から次へと詰めかけてきて私たちを圧倒し、歪んでいるのはむしろこちらかもしれないとときどき思えてしまう。

看護師がスマートフォンの画面にゆっくりと指を滑らせるのを眺めるが、私には彼女を非難することはできない。ソーシャルメディアのアルゴリズムのほうが安全だし、きれいに加工された写真を見れば気持ちが安らぐ。

ポットの底で泥のように煮詰まったコーヒーしか残っていなかった。うまいとはとても言えないが、カフェインには変わりない。うまいコーヒーなら家にあるし、今は自分に活を入れたいだけだ。こういう混み合った日は、病室に入れるのは症状が本当に重い患者だけだ。頭痛を訴える若者や不正出血のある女性が診察を受けるまでには、何時間もかかる。ワークステーションに戻ると、救急車エリアで三人の患者が診察を待っているとレジデントたちから報告を受ける。二人はがん患者で、一人は鎌状赤血球貧血だ。すでにシステム上患者をさばききれない状況で優先される患者は、いよいよ難しい病状にあることを意味する。これほど忙しくなかった、新型コロナウイルスがピークだった頃が懐かしい。だが、ここにいるような患者たちはあのときどこにいたのか？　街がシャットダウンされていたあいだ、彼らも奇跡的に治癒していたとはとても考えにくい。三月から四月にかけて、彼らはステイホームしながらそのまま息を引き取っていたのだろうか。

救急車エリアに向かった私は、三人の新しい患者を順に診察する。最初は八〇歳の女性だ。呼吸困難で、肺がんを患っている。あるいは、「少なくともそう言われてます」。私がどういう意味かと尋ねると、そう診断されてはいるが、疑っていると彼女は言う。

「誤診だと?」

「わかりません。一四年前、肺に影が見つかったんです。でもべつに何の症状もなかったから、放っておいた。去年新しい先生にかかるようになって、どうして息苦しいのか調べるために胸の写真を撮ってもらった。やっぱり影があって、がんだと言われました。でもがん患者って、すごく痛がるし、ぐったりしてるものでしょう? 私は体重は減っているけれど、体調は悪くない。同年輩の人たちと同じように、息苦しいだけです。何が悪いのかわかりません。自分の体だし、がんなら自分でわかるはずです。でも家族は医者のほうを信じてる。だからここに来たの」

「あなたの意見に賛成ですよ。よくわかります。がんじゃないとしたら、何だと思いますか?」

彼女の目に涙が浮かび、一粒一粒はらはらと顔の脇を流れ落ちていく。それでも声は落ち着いている。「化学療法は病気より恐ろしい。がんでないなら、どうして受けなきゃならないの?」

「その気持ちもよくわかります。がんの治療で苦しむ人を知っています。でも、ときには病気の進行を遅くし、すっかり治ってしまう人も中にはいますよ」

「子供たちもそう言うんです。だから病院には通ってる。いい医者だからって子供たちが言うので。でも、詳しい話をする段になると、お医者さんたちは部屋の外に出て二〇分は話しこみ、私と話すのは五分だけ。そうやって私に隠し事をしてる」

「ああ、そんなふうに考えたことはなかったな」私は言う。「よそで話をするのはレジデントを教育するためなんです。でも、傍《はた》から見るとそんなふうに映るんですね」

「先生、あなたは私とじっくり話をしてくれる。でも、あのお医者さんたちは違います。こうしろ、ああしろと指示するだけ」病院着を羽織った体は痩せ細っていて、黒髪のかつらをつけ、爪を紫に塗った彼女には強い意志があるように見える。たとえ子供の顔を立てるためだけであっても、ちゃんと病院に戻ってきているのだ。でも、不信感と不安のせいで、現実をなかなか受け入れられずにいる。「姉はここで死んだんです。私もここでは死にたくない」慣れない症状のことも、親しみの持てない医師のことも、不安に感じている。何を頼りにすればいいかわからず、自分のわかることだけにすがっている。そうやって踏ん張っているのだ。

私は仮設の壁に囲まれたベッドの隅に二〇分、腰かけ続けた。少しでも私を信頼して、がんと闘う気になってくれれば、と思ってのことだ。でも私には、そうやって治療のスタートを切らせ、あとは彼女のがん専門医がバトンを引き継いでくれるのを祈ることしかできない。救急医療科には、診なければならない患者がつねに大勢いて、進み続けなければ列にたどり着けない。だからできれば検査をして、胸に水が溜まっていないか、肺に血栓がないか確かめさせてほしいと彼女に告げる。彼女は承諾する。私は外に出るとき、彼女と肘《ひじ》を打ち合わせようとするが、彼女は私の手を取ってぎゅっと握る。私は何も言わずにうなずく。彼女のほうもうなずき返す。

次のブースには、HIV陽性で、肺がんが肝臓に転移している五三歳の女性がいる。今回は、前の患者のベッドで変な姿勢で座り続けていたせいで尻が痛かったので、立つしかなかった。

「こんにちは、ドクター・フィッシャーです。レジデントの話では、お腹が痛むとか。そうですか？」

「そうなんだよ、先生。痛くて何も食べられないんだ」二週間前から痛みがひどくて、食事がとれないと話す。食べるたびに気持ちが悪くなるので、食事をあきらめて、飲み物しか口にしていないらしい。体重が減り続け、すでにたぶん一五ポンド（約七キロ）は落ちてしまった。

病院着の下の彼女のかさついた茶色い肌には皺が寄り、体から垂れ下がっているのがわかる。目の隅にも皺ができ、話しながら疲れた目が私の目を見る。数分後、尻の痛みも引いたので、私は彼女のベッドの足元のほうに座る。彼女のＨＩＶのことを考え、薬は何を飲んでいるのだろうと思う。昔、ヘロイン中毒だったときにＨＩＶに感染したと彼女は話す。今はヘロイン中毒治療のためメサドンを飲んでいて、薬のおかげでＨＩＶはほとんど消えたという。お腹の痛みがいつから続いているのか尋ねたときに、少し前に肺がんが肝臓に広がっていると診断されたと話してくれた。一年ほど前からがんの痛みが断続的に続いて、苦しんでいるらしい。その話をすると涙ぐんだ。眠っているときもしつこく痛んで、おかしな時間に目が覚めてしまい、食事もできないし、不安が消えない。昨日は別の病院に行ったが、追い払われたという。「鎮痛剤のタイレノールをくれただけで、ＣＴもやらなかった。ちゃんと診もしないで、大丈夫かどうかどうやってわかるのさ？　まるでゴミ扱いだったよ」

「それは申し訳ありませんでした。少しは気分がよくなりましたか？」

「どう思う？　ずっと吐き続けてるし、相変わらず追っ払われてる。前からここで診てもらってるから、今日はこっちに来てみたんだ」彼女の言うとおりだった。数か月前から彼女はここでがん治療をおこなっていて、そろそろ次の治療をおこなう頃合いだ。「いつ治療してもらえる？」彼女は尋ねる。「今日してもらえるとありがたいけど。どうにかしてもらわないと、食事さえできない」

担当レジデントは西海岸出身のまだ一年目のインターンで、真摯な努力家である彼女は、麻薬性鎮痛剤を使うとヘロイン中毒からの回復が難しくなるのでは、と心配していた。でも、進行がんを患い、痛みもひどいことを考えると、先は長くないかもしれない。フェンタニルは望ましい選択肢だが、それには痛みを抑える効果しかない。ゴミのように追い払われたつらさも、人生を終える絶望も、薬物依存のせいで家族と断絶した孤独感も、癒す薬はない。それでも会話をするうちに彼女の涙は乾き、笑いがこぼれ、私は彼女のむこう脛《ずね》に触れた。そろそろそこを離れなければならなかったので、ほかに何か言い忘れたことはないかと彼女に尋ねる。彼女は私のスクラブの脚部分を痩せた手でつかみ、眉間に皺を寄せて言う。「どうかあたしを見捨てないで……」

最後に診る患者はホールの向かいのブースにいる、いつもの痛みの発作を起こした鎌状赤血球貧血の女性だ。担当レジデントはすでに血液検査をオーダーし、彼女の訴えを私に伝えていた。ブースに行くと、長年何度も診察している女性だと知る。二〇代後半の彼女は、金縁眼鏡をかけ、茶色いサテンのふわっとしたボンネットをかぶり、ヒョウ柄のゆったりしたパンツをはいている。いつもは鎮痛剤を静注してもらうためにしばらく病院で過ごすのだが、今日は違う。例の怪物に感染するのを恐れて、一刻も早く帰宅したがっている。「注射だけしてもらえないかな。すぐに帰れるように」

「それで大丈夫？　状態をきちんと調べるためにもう検査をオーダーして、点滴の用意もしてるけど」

「いいえ、結構。ここにはいたくない。いい。薬が切れちゃったから来ただけなのよ」

今はさまざまな疾病の患者が来るが、ウイルス感染者ももちろんまだ多い。できるだけ近づかないほうが利口だろう。「なるほど。わかった」

そう言って立ちあがり、手を洗うと、除染室を抜けてワークステーションに戻る。ここまでは、私の診た患者は呼吸困難、がんによる衰弱、古い銃創といったところだ。どの患者も急性期を越えて、今は慢性期にあり、治療の難しい状態にある。誰もが終末に向けて徐々に坂を下っているが、その終末を迎えるのは今日ではない。二〇二〇年を形作っているのは死だ。新型コロナウイルスによる隔離措置のせいで、その切れ切れの最後の息を引き取ったときそばにいたのは医療従事者だけだったという人が、六〇万人以上にのぼっている。そしてアメリカ全土、いや、地球全土を襲ったこの悲劇の犠牲者たちは、戦死者のようなドーヴァーでのファンファーレも礼砲もなしに埋葬される。政治家も含め一部の人々は、そんな死者はいないといまだに否定している。サウスサイドで死者数がどんどん増えていても、市当局は目を留めようともしない。新聞にその名を表にして載せたくても、あまりに数が多すぎる。かわりにその遺体は議論の素材となり、上昇を示すグラフの数値と化す。この公衆衛生政策の失敗が何をもたらしたか、その目で目撃する人はほとんどいない。しかしここ救急医療科にいる私たちはすべてを見ている。犠牲者が私たちの腕の中で死ぬにしろ、つかのま現実逃避のために目の前にかざす画面の向こうで亡くなるにしろ。

　ようやくウェスト・ループにある自宅に戻ると、スクラブを洗濯機に突っこんで病院の汚れを洗い流したあと、冷蔵庫を補充するため食料品店に向かう。店内は静かで、何もかも揃っていて、よく熟れたバナナとヨーグルトが安くなっている。〈オフホワイト〉のスニーカーを履いた髭面のおしゃれな男性は、生のサーモンを買う。一五〇ドルはするヨガパンツの女性たちは、軽食類を山ほど買いこんでいる。マスクやあちこちに下がるアクリル板のスクリーンさえなければ、何もかも普通に見えるかもしれない。でも、サウスサイドは何一つ普通ではない。そこは病気と暴力と新型コロナウイルスが混然となった巣窟だ。私の住む界隈はおおむね安全だが、患者たちはウイルスで呼吸を詰まらせ、銃弾で体を穴だらけにしている。遺体は安置所へ移送されるのを待ち、一方私はビニールに覆われ、フィルター越しに呼吸しながら、熱が出ていたり出血していたりする患者たちに同じ運命をたどらせまいと奮闘する。こちら側とは大きな分断があるせいで、ノースサイドの人々は、株式市場が急落したりしないかぎり、たいしたことはないという幻想にまだしがみついている。両側の世界をまたいで立つ私は、頭がどうかしそうだ。この食料品店が現実なのか、それとも私が病院で見たり経験したりしたことのほうが現実なのか。どちらも現実だなんて、ありえないからだ。

それとも、ありえるのか？

13　フェイヴァースさんへの手紙

フェイヴァースさんへ

あなたは呼吸がしづらくて私のところに来たが、孫たちの面倒を見るために病院を出たときも、まだあえいでいた。山あり谷ありだった長いコロナ治療の道のりのあいだに、心臓が悪くなったのだろう。あなたの心臓疾患についても、あなたの家族の状況についても、私たちはあまり力になれなかった。あなたは答えを求めてここに来たのに、私たちのせいでますます疑問が増えた。医療できるだけのことはしたつもりだが、あなたからしたら、何もかも馬鹿げて見えただろう。医療は何も癒してくれないし、こぎれいなオフィスにいる人たちが設計したシステムは、たとえどんなに努力をしたとしても、何も向上させない。私がそうわかるのは、私もそういうオフィスにいたからだ。私は幹部だったし、あなたのような人たちを生きやすくしようと考えていた、心やさしい頭脳明晰な人々と仕事をしてきた。なぜ私が失敗したか、話したいと思う。

私は毎朝、目覚ましが鳴る数時間前に起きた。外がまだ暗いうちにランニングシューズを履き、通りに飛び出す。静かな早朝、琥珀色の街灯が瞬いて消え、静まり返った通りに響くのは、配達のトラックの音と私のリズミカルな足音、重い呼吸音だけだ。何マイルという距離が後方へ過ぎ去っていくなか、私は自分に言い聞かせる。この五〇年で初めて保険制度がいちばん弱い人たちに拡大しようとしており、それに貢献できる自分は幸運だ、と。そしてストレッチをしながら、ここで新しい文化を学ぶ挑戦をやり遂げたらすぐに、自分の貴重な経験と技術を人々のために活かそう、と決意を新たにした。あと数時間もしたら、私はシャワーを浴び、スーツを着て、役員室で仕事に没頭する。ERの分断をめぐる全病院規模の紛争のあと、私は大学と、なじみ深いコミュニティを去った。企業という新たな環境に慣れるには何か月も必要だったが、こうして毎日走ることが、とまどう自分を導いてくれた。それに毎週金曜日、週に一度ERでシフトをこなすおかげで、あなたのような患者の存在こそが、新たな分野の荒野を一歩一歩進んでいく理由なのだと思い知らされた。

早朝のランニングで不安は掻き消された。ホワイトハウス・フェローとしてオバマ政権が医療保険改革を推し進める情熱をじかに経験したのち、私はアフォーダブルケア法（ACA）の施行をめざす保険会社に就職した。ACAは、無保険の人たちが助成付きの医療保険を購入できるような医療保険市場の形成を求めていた。それに加え、メディケイドの拡大計画も民間の保険会社を通じておこなわれる予定だった。私にとっては、人々が医療のために出せるお金と彼らが必要とするサービスのあいだにあるギャップを埋める、まさにチャンスだ。

一年目の私の仕事は、企業の人々、風土、言語を学ぶことだった。外国に留学しているかのような、あるいは病院の現場にはじめて出たときのような、自分の未熟さに恥じ入る毎日。ACAについては理解していても、保険運営の複雑さのことは何も知らなかった。福利厚生計画、保険ネットワーク、保険請求審査プロセスなど、紙の上では単純明快でも、いざ実行に移すとなると面倒なメカニズムが必要になる。企業人たちは、長年のうちに洗練されてきた道具やプロセスを信頼して活用する。だからACAの新たなルールに軸足を移してもらうのはかなり難儀だろうが、こうして古い概念をこなごなにすれば、すべてを刷新する絶好の機会となる。もし支払ったぶんだけサービスを手に入れられるのなら、ACAは、私の病院が考えたERの分断のような危険な動きを生む動機をなくせるだろう。そして、医療機関は患者に対し正当に効果的にサービスを提供できる。

最初の数か月、会社幹部たちはどの会議でも新たな原則や変化について語り、チームを鼓舞した。今でも忘れられない逸話は、NASAの用務員は、自分の仕事はゴミ箱を空にすることではなく、人を宇宙に打ちあげることだと考えている、というものだ。本当かな、と疑ってはいたが、事実かどうかはこの際どうでもいいことだった。みんなが共有するこうした文化情報が私たちを焚きつけ、〈戦艦をひっくり返せ〉〈コダックの失敗に学べ〉という合言葉のもと、仕事へ邁進させた。さまざまな物語が絡み合い、人々を一つにし、巨大組織を変化させようとしていた。

私がこの新たな仕事になじむうえで、指導者となってくれた人がいた。カレンという女性幹部だ。彼女のオフィスは二〇階にある経営幹部フロアにあった。鍵のかかるドアの向こうにはまず、本物のアート作品がかかった広々とした廊下があり、落ち着いた雰囲気だ。足音は分厚い絨毯に吸いこまれた。彼女はいつもドアの前で私を迎え、にっこりほほ笑んでやさしく「こんにちは」と言う。棚には植物や写真、その他企業イメージを反映する装飾品がずらりと飾られている。いざドアが閉まると、堅苦しさはすぐに消えた。カレンは私よりずいぶん前にサウスサイドで生まれ育ち、私よりあなたに近い年齢だ。長いあいだ組織で経験を積んできた彼女は、どこに危険が潜んでいるか熟知し、道なかばで罠《わな》にはまった黒人リーダーたちの話をしてくれた。

直属ではない上司とのいざこざで足をすくわれるのはよくある話だった。ある黒人幹部は勇み足をしてしまった。別の一人は上層部のサポートを得られなかった。また別の一人は勢いに欠けていた。勝ち目のない闘いを挑んでなかなか前進できず、あきらめた者も何人かいた。変化はたいてい、企業の惰性によって阻まれるものだと教えられた。今おこなわれていることをすでに最適化したものがまさに惰性だからだ。だがACAが施行されれば、そこに風穴が開き、新しいことが始められる。あなたのような患者によりよい環境を与えられるとすれば、今こそそのときだ。じっくり時間をかけてこの企業の歴史を学び、経営陣をよく知ることが肝心だ、と彼女は私を励ました。話し合いを終えるまえに、あの人ならと思えるような幹部を彼女が選んで、はじめて送るメールの草案を練ってくれたうえ、ランチミーティングを提案してみては、と言ってくれた。

その手のランチミーティングのことはもうあまり覚えていない。いつもサーモン・シーザーサラダとダイエットコークを頼んだものだった。握手し、気持ちよく挨拶を交わした。会社でこのあと自分たちがどうなるか話したり、カブス対ホワイトソックスのことや天気の話をしたりしたのだと思う。こうした数々のランチミーティングの中で、私はビジネスで使われる新しい用語や企業風土を学んでいった。同僚に家族について尋ね、話に耳を傾けるあいだ、いったい何杯のコーヒーを淹れ、冷めるまでふうふう息を吹きかけたことだろう。そうするうちに味方や敵ができ、今でも毎日のようにしゃべる友人もできた。この場所で人を説得するには、私の所属コミュニティや政府、大学とはやり方が違った。データと同じくらい物語が重要で、思いやりを過剰に示すより感情を表に出さない冷静さのほうが勝り、あらゆるトピックに利益と効率が絡み、しかし何よりも人間関係がものを言った。

私は少しずつ適応していった。レジデント一年目に手探りで前に進んだときのように。競争相手は何をしているか？　組織幹部たちはどんなサポートをしてくれるか？　私たちのネットワークの強みを強化できるか？　どんなエピソードを集め、語ればいいか？　コストカットできるか？　外部株主にどんなアイデアを提供できるか？　あなたには無意味な専門用語や疑問は、ここに加わるまでは私にとってもまったく関わりのないものだった。私が病院で直面していた問題を俎上に上げるにはどうすればいいか、考えるのに何か月もかかった。

しかし、企業の言語やルール、動機作りに熟達すると、犠牲になるものもあった。上層部相手に抜け目なく振る舞うにつれ、私たち自身について語る言葉、あなたが直面しているような壁を表現するのに必要な言葉がうまく出てこなくなった。ビジネス用語では、救急医療科の待合室にいる患者たちの切羽詰まった叫び声をけっして表現できない。企業という環境は、私たちが人間の肉体や命を相手にするときに重要になってくる愛だの神の言葉だのを無意味にする。私はあなたのような人の話をみんなに聞かせる必要があったが、感情を抜いてそうした真実を語っても、ガラスのエレベーターや美食ではちきれそうなお腹、満杯の銀行口座の世界では、誰の心も動かさない。私はさまざまなタスクに取り組んだが、それが私自身にも影響していた。ビジネス用語やプロセスが現場にしかない重い真実を隠してしまうとき、人間中心のぬくもりある医学という目的は、いともたやすく見失われてしまうと知った。

たとえ私がビジネス話法を身につけ、ビジネスツールを使いこなせるようになっても、毎週金曜日にERで私が治療に携わる人々の状況はほとんど変わらなかった。あれから何年も経った今でさえ、あなたのような患者と私のような医師は、二〇年前に私が医師の仕事を始めたときと同じ泥沼にはまっている。医療関連企業がこの世で最も弱い人たちを助けるようううまく方向転換させるには、たぶん一生かかるだろう。いや、三人分ぐらいの人生が必要かもしれない。私自身、CEOや経営陣が計画を実施する、階上の小さな部屋までのぼりつめなければならないだろう。その過程で、修復しなければならない大事なものに目配りする力を失う恐れがあった。

だが、こうして使えるようになったツールをよそで活用できないか？　少しずつ蓄積した人を組織するスキルを用いて、もっと敏捷に動ける小規模な会社で、影響を与え続けられないだろうか。新規事業を始めたら？　そういう小さな会社なら、何十年も待たずに戦略を立てて実施できそうだ。熱意ある人材を雇い、主義に沿った方向に組織を導けるかもしれない。そんなふうに人材も企業風土も正しく整えば、弱い人に対応できる安定した医療を提供するため、投資も呼びこめるだろう。四年間在籍した会社を辞め、私はできたての管理医療《マネージド・ケア》〔医療サービスの提供を保険者側が管理し、効率化するアメリカのシステム〕会社の初代社長に就任した。シカゴを中心に、患者に対して、〝医師〟と〝保険会社〟両方の役割を果たすのが目的だ。さらにはコミュニティに雇用を創出し、黒人系業者を支援し、組織的な変革をもたらせるかもしれない。

　厄介な仕事だが、もしうまくいけば、大勢の人たちの医療環境を改善できるだろう。まずは、医療管理ができる別会社を設立する必要があった。その会社で保険証を発行し、加入者の健康リスク審査をおこない、保険請求に対して支払いをする、複雑なシステム構築をおこなわなければならない。これには、加入者が一人だろうと、一〇〇万人だろうと、スムーズな流れが必要だった。次に、見つけようにもなかなか見つからない、給料も高くつくケアマネージャーや看護師、ソーシャルワーカーを雇って研修し、加入者の健康管理をしてもらう。私たちは州や国の管理者につぶさに監視されながら、ゼロから会社を作ることになった。そうしてはじめて、医療環境を向上させるシステム構築ができるだろう。そういうシステムがあれば、きっとあなたも、医療とは本来自分の権利なんだと本能的にわかるようになるはずだ。

　財務面で理想が崩れだすのはまもなくのことだった。加入者一人ひとりへの保険金の支払いを調整するため、毎月州から補償金が届くことになっていた。加入者が増えれば疾病や怪我による保険請求がそれだけ増えるが、それに追いつくよう補償金も増える仕組みだ。ところがそうはいかなかった。たしかに定期的に支払いは受けたが、予定より遅れたり、満額入ってこなかったりした。キャッシュフローが安定せず、人を雇うのを棚上げにするか、機能の一部に何か変更を加えるか、決断をくださなければならなくなった。貧困層の人々を受け入れている病院の多くはぎりぎりの経営をしている。私たちは彼らを干からびさせるわけにはいかなかった。最新機器やシステムを既定の水準に合わせて機能させるには金がかかるし、こちらの支払いが遅れたり安易にコストカットしたりすれば、私たちの信用もなくなる。社員の給料の遅配は問題外だった。金銭面やシステム面で難しいやりくりをするために会議が長引き、医療機関からはぎゃんぎゃん支払いをせっつく電話が入り、私はたちまち白髪が増えた。何か対策を打つ必要があった。

それでも私たちは這《は》うようにして前に進んだ。二年目には加入者は数万人に、従業員も数百人に増えたが、相変わらずキャッシュフローが安定せず、経営方針が歪《ゆが》んだ。最も資本力のある債権者をないがしろにし、従業員の福利厚生を切り詰めた。会社の土台がしっかりせず、そのうえ医療サービスも満足のいくものが提供できず、これではまるで樹木に向かって猛スピードで突っこんでいく車の助手席に乗っているかのようだった。ハンドルを切ることも、ブレーキをかけることも、外に飛び出すこともできないのだ。もっと投資してほしいと資金提供者に求めるか、成長を緩めるか、債務を減らすかする必要があった。理想の会社を建設するためなら、私は成長率や利益率を喜んで犠牲にするつもりだったが、経営陣のほかの面々は違った。

何年もの年月をかけて一歩一歩のぼりつめ、私はようやく、将来を左右する重大な決定がおこなわれる場に立ち会うまでになった。だが、正当だと思える結果を出すには、そこにいる一団の人々に長年培ってきた知識を捨てさせ、慣習や固定観念から離れさせ、個人の利益より平等を選ばせる必要があるとしたら、どうすればいいのか？　私たちの中でいちばん弱い者の立場になって考えるには、ビジネス上の知識よりもっと人間の深いところに存在するものに従うべきでは？深夜の電話や朝のメールでの会話で、私たちは今後進むべき道について議論した。最終的に決定はおこなわれた。投資を呼びこむためにコストを削減し、財務状況を整えるのだ。

それには従業員を解雇しなければならず、しかも誰を解雇するかは決まっていた。わが社の患者ナビゲーターである。患者ナビゲーターとは、社会との関わりのなかで患者が抱えている問題を処理したり、予約の時間に施設まで連れていったり、書類の記入を代行したりして、患者が医療サービスを受けやすくする手伝いをする人だ。従業員の中でも給料が安い彼らは、会社が基盤を置くサウスサイドやウェストサイドから雇った。大半は高卒で、独居患者を探して健康上のリスクを判定し、医療サービスとつなげる研修を受けている。加入者たちを、ただの画面上のファイルの一項目から、ちゃんと顔を持つコミュニティの住人として認識するうえで、重要な役割を担っていた。

私には倫理にもとる決断だと思えたが、経営陣や創業者、幹部メンバーにとっては単なるビジネスプロセスでしかなかった。何もくよくよすることはない、というわけだ。社長たるもの、深く考えすぎずに、とにかく実行することだ、と諭された。彼らの目には、この問題をいつまでも引きずる私は、社長としての権威にもリーダーシップにも欠けていると映る。だから私は忘れることにした。退職金を準備し、履歴書ワークショップを開き、メンタルヘルス支援をおこない、最後に、解雇通告する日を選んだ。私は人事部長とともに出席するつもりだった。不当行為に手を貸すくらいなら辞めるという、数年前の決意はいったいどこへ？　私は会社経営と、いちばんの弱者を守るという原則のあいだで板挟みになっていた。資金も集められず、キャッシュフローも改善できず、債務も弁済できず、倫理面の問題を解決する時間も稼げず、夜眠れなくなり、自分は落伍者だと思えた。

私たちが到着してすぐに、会場内は満席になった。保険会社を辞めたあとネクタイを締めるのをやめたので、今は糊のきいたYシャツと紺のスーツという格好だ。まるで喪服だった。私は同じ朝食を食べ、会場まで同じ道順で来るという朝のルーティンをこなし、できるだけいつもどおりに過ごそうとした。でも少しもいつもどおりじゃなかった。会議に呼ばれた人たちは、どういうことかうすうす勘づいていた。州の管理医療計画に難題が突きつけられているというニュースを目にしていたし、全社員が集められているわけではないということにも気づいていた。何を話したかはっきりとは覚えていないが、彼らの熱心な仕事ぶりに感謝し、彼らの存在がどんなに重要か伝えたことは確かだ。財務状況さえ好転すれば、再雇用するつもりだとも言った。私は中央に立ち、話すべきことを話した。声は震えなかった。そわそわもしなかった。でも、心のスイッチをオフにしていた。なじみ深いやり方で。救急医療科で、たとえ患者が亡くなってもシフトを続けなければならないときにはそうするよう、訓練を受けてきた。

自分の役割を終えると、人事部長が後を引き継いだ。全員が彼の話を聞き、私は後方に退いた。人と目が合わないよう、床の灰色のタイルに散る茶色い斑模様を観察し尽くした。話が終わったとき、驚いたことに、誰も怒ったりしょげたりしていなかった。多くは私のところに来て、握手を求めた。ワイン色のシャツにジーンズ、グレーのウールの細いネクタイをした、私より一〇歳ほど年下のある男性は、「あなたのせいじゃないですよ、先生。あなたは私たちにチャンスをくれた。とても感謝しています」と言った。そうかもしれないし、そうではないかもしれない。これから支援者を探せば、彼らを再雇用できるかもしれない。あるいは、これは終わりの始まりかもしれない。私は彼らと一緒に辞めるべきだったのかもしれない。

一年経たないうちに、私たちは支援者を見つけた。その直後、私は組織を離れ、それから数年後、組織自体がなくなった。私は人々の健康に責任を持つ組織を作るため、夜も週末もなく、自分のすべてを投じた。その過程で、ヒーローなどいないと知った。社会や企業のルールがどんな組織にも当てはまり、その流れにほとんど誰もが丸めこまれるか、つぶされる。結局私は、闘おうと誓ったそのシステムの代弁者になってしまった。スーツ姿の連中の一人だった。会議室の中央に立ち、そこにいた一人ひとりを解雇したのは私だった。私が誰のクビを切るかを選んだ。着実に勝利を重ねながら、ここぞというところで負けたのだ。

何年も医療ビジネスの場で仕事をしてみて、私が自分の人間性や一貫性を試された機会は、片手で数えられるくらいだ。組織にとってプラスになることは、たいてい従業員やコミュニティの人々の役にも立った。これが正のサイクルを生み、わが社が成長し、利益を出せば、コミュニティの人々の暮らしを向上させることができた。毎日、計測できないことを予測し、フリーの専門技術者を雇い入れ、頑張って締め切りに間に合わせ、成功の筋書きを加速させた。日々、精鋭の人々と協力し合い、プロセスを整え、しだいに秩序と安定が生まれた。ところが、利益と倫理がぶつかり合う危機的状況を迎えたとき、果たしてどうなったか？　経営が傾いて、救急医療を誰に受けやすくし、命を救う高価な治療を受けられるのは誰か、選ぶ必要が出たとき、どうなったか？　組織が経営や存在の危機に陥ったとき、その同じチーム、手段、治療行為がかえって人を傷つけることになるのだ。

そして、熱心に働いている、やさしくて志のある人たちこそが、私たちの会社の崩れかけた現状をせっせと支え、表向き中立的な方針にも好意を示してくれていたが、この方針が結局は不当な決定をくだした。いちばん大事なときに、私は経営する組織が、人より利益を優先する社会の力に屈するのを、どうすることもできなかった。

あなたの受ける医療は、あなたの求めに応えていない。それもこれも、組織というものが、いざというときに倫理観にもとづいた決定をくだせないからだ。組織の経営がうまくいっているときにはこういうことはあまり起きないが、財務面で問題が起きたとたん、あなたの受ける医療はコストカットの対象となる。私の前にいた大勢の先達たち同様、アメリカの医療システムをもっと人間的なものにしようともがき続け、一〇年が経った今、もはや私も無邪気な理想主義者ではない。全国のＥＲで起きていることはたしかに私たちの手には余るが、たとえ会議室の壇上からではぼんやりとしか見えなくても、大事なことははっきりしている。私たちがこの泥沼にはまっているのは事実だが、ありがたいことに、みんなで一緒にはまっている。マスクをつけているうえ、限られた時間しか診察できないとしても、きちんと目の焦点を合わせれば、肉体を持つ人間としてたがいを見ることができる。あなたの問題を解決するのは私の責任であり、あなたが回復すれば、それこそが私のご褒美だ。たとえ実際には助けられなくても、その努力を続ける。

前進あるのみ。

トーマス・Ｉ・フィッシャー

14 二〇二〇年一一月

「トム、ママが痛がってるの」大統領選挙の日の午前なかばのことだ。私はベッドでぐずぐずしながら、投票者が妨害を受けているという話をツイッターで読んでいる。毎朝フェイスタイムで姪《めい》と一緒にご機嫌伺いをしてくる妹のリラだが、今日は様子が違う。娘を連れて実家に行っている妹の切羽つまった口調を耳にしたとたん、がばっと体を起こす。

「何だって？　ママを電話に出せる？」

「うん。ちょっと待って」

その日はくだらないTVの選挙予想など無視して、読書をしたり、友人に連絡したり、ジョギングしたりして過ごそうと思っていた。天気予報によれば晴天で、気温は約二二度だという。六月なら完璧な天気だが、晩秋としてはありえない。もう一一月だし、この季節でこんなに暖かいのは、バラク・オバマがアメリカ大統領に選ばれた二〇〇八年以来だ。一二年前、そのうららかな選挙の日、〈希望《ホープ》〉という言葉とともに国じゅうから友人たちがシカゴに集まってきた。私たちは、シークレットサービスが警護するなか、見知らぬ人々と通りで踊った。今日という大統領選挙日も、あの日と同じ希望にあふれていたが、それもママの痛みの話を聞くまでのことだった。ママはつらいとか苦しいとか、口に出すような人ではない。

ハイドパーク地区の両親の家に泊まったリラは、母が手つかずの朝食を前にしてキッチンで座っているのに気づいたらしい。

「ママ、どうしたの」すでにベッドを出ていた私がフェイスタイム越しに尋ねる。母が無理に浮かべた笑みにも騙されない。

「ああ、何でもないよ。脇腹が少し痛むだけ。昨夜よく眠れなかったの」

「少し?」母の〝少し〟は、バスに轢《ひ》かれたぐらいの意味を持つ。

「うん、たいしたことないの。たぶんまた腎臓結石だよ。タイレノールを何錠か飲めば、たぶんよくなるわ」母はまた作り笑いを浮かべ、顔をぐいっと上げる。でも目がどんよりしていて、少し痩せたように見える。

「ママ、診てもらったほうがいいんじゃないか? 心配だよ」

「うん、かもね」

母方の曾祖母は、病気でも出産でも一度も病院に行かないまま、一〇三歳まで生きた。その伝統を守る母が病院に行くと言うのは、やはりただ事ではないのだ。

「わかった。どこに行く? かかりつけの病院のER? それとも僕の病院?」

一瞬間があき、それから母は答える。「あなたのところに行こうかな」

「よかった。ママが行くってこと、伝えておくよ」

病院の待合室で何時間も待たされて弱ってしまう患者を大勢見てきたので、オンラインで医師のスケジュールを確認したあと、いま勤務中の同僚コートニーに、母がそちらに向かっているとメッセージを送る。何はともあれ、ママがずっと無視されたり、コロナウイルスに感染したりすることだけは避けたい。コートニーは〈主任看護師に知らせて、できるだけ早く診るようにするわ〉と返事をくれた。担当医が母をしっかり診察して、何かささいな問題でも見つけてくれれば、それで日常に戻れるだろう。でも、それでは済まないということもわかっている。まもなく父から、母がシャワーを浴びて出かける準備ができたので、これから車を家の前までまわす、とメッセージが来る。

そして今、正午を少しまわったところで、私はジョギングに出かける。普段は邪魔されずに走りたいので、携帯電話は家に置いていくのだが、今日はさすがにメッセージを見逃したくない。だから手に電話を持ち、通知音もオンにする。西に向かって走ると、宅配便のUPSストアはまわりを板張りされ、地下鉄の入口には鉄柵が下りているし、オギルビー・トランスポーション・センター駅の一階部分はベニヤ板で囲われているのが目に入る。街は夏に起きた抗議行動のあいだに店じまいするリハーサルをさんざんくり返していたから、今回も選挙を皮切りに暴動が起きるのを恐れて、カメのように首を引っこめていた。携帯電話が震えるのを感じ、脚を止める。母だった。

〈到着しました〉

〈よかった！〉私は返事を打つ。息が速くなり始めたところだった。珍しくまだ開いているセブンイレブンの前の角に立ち、急いでコートニーにひと言メモを送る。〈母が到着したらしい〉

〈消毒後、一七号ベッドへ案内予定。軽く挨拶を済ませたわ。今トリアージを受けてる〉

〈ありがとう！〉

障害物をよけて案内してもらえるだけで充分だ。私は通りの陽当たりのいいほうを選んで走り、喫茶店の玄関扉にベニヤ板を打ちつけている作業員の前を通りすぎる。電話がまた震えたので、立ち止まる。

〈一七号室にいます。スタッフの方がとても親切で、あなたのことを褒めてたわ〉

私はほっとして、メッセージに〝いいね〟をすると、速度を速め、顔に陽ざしを浴びながら帰宅の途につく。

汗を流し息を切らしながら、最後の角を曲がったところで全力疾走する。走り終えたときには両手を膝に置き、鼓動の速さを感じる。脚が温まり、ふくらはぎがぴくぴくしている。陽ざしの中を走っていると、トラックで練習していた一〇代の頃のことを思い出す。これほどペースアップに苦労しなければ、今が一九九四年の六月だったとしても不思議ではない。自宅マンションに入る前に泥染色のマスクをかけ、二〇二〇年に舞い戻る。八階まで階段で上がるあいだに、母の治療をしてくれている同僚からメッセージが来る。母の許しを得て診察結果を伝えます、バイタルは正常で、今のところ検査結果にも問題はなし、とある。私は大急ぎで感謝の返事を送り、それから母に気分はどうかとメッセージを送る。

〈大丈夫よ〉

〈痛みはどう？〉

〈少しよくなったと思う〉

〈薬はもらった？〉

〈うん。効くのを待つわ〉

もし何も問題がないなら、なぜまだ痛みが続いているのだろう。腎臓結石かもしれないが、大動脈瘤や肺炎だとしたら？　私は息切れしながら自宅にたどり着き、不安に駆られる。

〈痛みが戻ったの〉

メッセージを読んだとたん、耳がかっと熱くなり、顔に血がのぼるのがわかる。すでに一時間以上経っていたが、私はまだジョギングのときの格好のままキッチンにいる。母は依然として腹部CTの結果を待っている。そのあいだ、私は〈フリー・ザ・ランド〉【一九六八年にデトロイトで結成されたアフリカ系アメリカ人分離運動、〈新アフリカ共和国〉のスローガン】というグループチャットの友人たちとチャットをしていた。救急科ではちょうどシフトの引き継ぎの時間だ。ときどき細かいデータがこぼれ落ちることで知られる、危険な時間帯である。

〈そうか、鎮痛剤はもらったの？〉

〈少し前に頼んだけど、まだもらってない〉

母に痛い思いをさせたくなかったが、かといって、母を診てくれと催促するわけにもいかない。私は母の担当医ではなく、息子にすぎない。

〈わかった、もう一五分待って、また連絡して〉

母は順調に診察まではこぎ着けたが、今やＶＩＰ待遇から、痛みを訴えるただの黒人女性の一人になり下がった。一五分経っても、ほっとできるメッセージは届かず、行動を起こすしかなくなる。

〈やあ、クレイグ、トムだ〉私はメッセージを打つ。〈母が一七号ベッドにいるんだ。お察しのとおり、母の状況も、いつもの救急科の機能不全も、心配だ。母が何を待たされているのかわからないけど、何も問題ないかな？〉

クレイグは、母のいるエリアを次に担当する医師だ。私は、医療のプロらしい単刀直入な、でもけっして高圧的ではないトーンを探して、二度ほどメッセージを書いては消し、ようやく送る。本当は全部太字で〈**母をもっとちゃんと診ろ！**〉と書きたいところだったが、そんなことをしても何も解決しない。

二〇分経っても返事がない。だから私は救急医療科に電話を入れ、医師を出してほしいと頼む。

「どうも、トム・フィッシャーだが」私はできるかぎり親しみやすい口調で言う。

「どうも、どうしたの？」応答したのはレベッカだ。

「母が一七号室にいるんだ。ちょっと心配でね。できれば担当医と話したいんだ」

同僚は電話を持ったまま、一七号室のほうに近づく。彼女の声が遠くから聞こえる。「トムから電話なんだけど。お母さんが一七号室にいるんだって。担当は誰？」足音が聞こえ、クレイグが電話に出る。

「メッセージを打とうとしてたところなんだ。連絡するまえに情報を集めてた」

一気に緊張が解けた。クレイグはシフトに入るとまず、担当する患者の状態を調べることに時間をかける。彼は細かいことも見落とさず、きちんと患者に対応する。

「CTにはとくに心配なところはない。尿路感染症かもしれない」

「よかった。わざわざありがとう。それと、すごく痛みがあるみたいなんだ。確認してやってくれないか」

「了解」

どんな処置がおこなわれたかについては、本来私が知る必要はない。どのみち、家族のデータは冷静には読めないものだ。とにかく、母にはまたシカゴ・ベアーズを辛辣《しんらつ》にこきおろしたり、マーラーを聴いたり、私たちみんなをハグしたりしてほしいだけだ。同僚たちはみな特別な、才能ある医師ばかりだと知っている。そして、誰もが同じような治療を受けるべきだし、ERにいる患者の命はみな平等に大切だと信じている。だが今だけは、痛みを無視し、鎮痛剤の処方に消極的で、命にかかわる間違いを犯しがちな、あの病院ならではのメカニズムから母を救ってもらわなければならない。母の体を噛み砕こうとするその鋭い歯を、近づかせないでほしい。たとえ何があっても母を守ってくれと命じるか、頼む、お願いだとすがりつきたい。だが実際には、助言し、注意喚起し、感謝の言葉をメッセージに打ちこむだけだ。何かを無理強いするつもりはない。希望を失わないようにしようとするが、何が起きても不思議ではないと知っている。

二時間後、陽が沈む頃に母がメッセージを送ってくる。〈もう家に帰ってもいいかしら〉

最初に思ったのは、これは担当医への質問だ、ということだ。誰か母のことを確認してくれたのか。看護師は母にちゃんと検査結果を伝えてくれたのだろうか。三〇年以上、スクール・ソーシャルワーカーとして子供たちを束縛から解放してきた、そんな母が、いま一七号ベッドに縛りつけられている。縛りつけられているのは私も一緒だ。病院に怒鳴りこんで大騒ぎしたがっている自分と、悔しくて消えてしまいたいと思っている自分のあいだで身動きがとれない。病院のシステムを知っていながら、この世でいちばん大切な人をきちんと治療してやれないのなら、私は何のための医者だろう？

〈とくに悪いところはないと言われたんだけど、まだとても痛いの。もう家に帰って、自分のベッドで寝たい〉

〈帰っていいと言われたの？〉

〈たぶん〉

〈よかった。退院の書類を準備してるところなんじゃないかな〉

黒人女性が文句を言っても解決につながることはまずないし、むしろ制裁されることのほうが多い。だから母はめったに批判しない。施設に温かく迎えてほしいから、できるだけお行儀よく振る舞う。だから誰も母の痛みに耳を貸さないのか？　ママに気を留める暇《ひま》もないほど、みんな忙しいのか？　バイタルが正常でＣＴにも問題がないから、いい加減な治療や人間味のない扱いをしてもかまわない、ってわけか。母はつらかったから病院に行ったのに、あまり取り合ってもらえなかった。じかに会って、状態をこの目で確認しなければ。今日はゆっくり休ませて、明日私が自分で診察しよう。

翌朝目覚めたときも、選挙結果はまだ出ていなかった。コーヒーを飲み、シャワーを浴びてから、不安を胸に両親の家へ向かう。私自身、新型コロナウイルス患者と頻繁に接触するため、家族と屋内で会うのは久しぶりだ。両親にうっかり感染させるようなことがないよう細心の注意を払ってきたが、ママがつらい思いをしている今、直接会って痛みの原因を探る必要がある。私はマスクをするし、母にもそうしてもらって、あとは神に祈るしかない。

駐車スペースがなかなか見つからない。実家に着いたときにはもう昼近くになっていて、それでも母はまだベッドの中だ。孫たちを悠々と追いかけまわし、毎日ローイング〔ボート漕ぎ〕マシンでトレーニングしている、あの母が。私に会えて喜んで見せるが、動くたびにため息をついて顔をしかめ、身を縮めている。私が脇腹に触れると、びくっとする。

「ママ、何を飲んでるの？　すごく痛そうじゃないか」私としても、とても信じがたい。「タイレノールよ。だけどだいぶよくなったの」母は顔をしかめながら囁く。目がどんよりしているところを見ると、あまり眠れなかったらしい。

これでよくなったと言うなら、前はどうだったのか？　私は昼食用にイタリア料理のデリバリーを頼み、もう少し詳しい話を聞き出そうとする。キッチンのテーブルをみんなで囲む頃には、母は処方箋ももらわず、退院の書類も渡されず、診断結果もまるで覚えていないことがわかる。

待ち続けたが、もう我慢できなくなって、そのまま病院を出てしまったのだ。憂鬱な話だが、よくあるシナリオだ。患者を探しまわるが、すでに部屋は空っぽになっていて、血圧計の加圧帯や病院着、ブーブーとわめくモニターだけが残されている。シフトに入るたび、患者は待合室や診察室からふいっといなくなり、風で飛ばされた風船のように、そのまま二度と戻ってこない。ベッドはどこもふさがり、専門医になかなかつないでもらえないまま、患者はいつ果てるとも知れない時間待ち続け、そのあいだ本来の生活は棚上げにされてしまう。だが彼らにも仕事があるし、迎えにいかなければいけない子供がいるのだ。彼らがいなくなる前まで時間を巻き戻し、何か安心させるような言葉や診断結果を提供できたら、あなたたちは大切な存在なんだとわかってもらえたら、そう願う。病院は、こうして患者の心をえぐり打ちのめす、同じ遅延と無関心のメカニズムで母を苦しめたのだ。長年医師を続けているだけに、自分も病院のそんなぼんくらさを担う歯車の一つだと充分わかっている。

昼食後、妹が姪のコリーヌに昼寝をさせるために上階に行き、両親と私はキッチンに残って、選挙のことや秋にしては暖かい気候について話をする。母は脇が痛いので不自然な姿勢のままだ。二〇〇八年には、サウスサイドで活動していた黒人がホワイトハウスにのぼりつめるなんて誰もが信じられない思いだったが、今は本当に大統領が交代するのか半信半疑だ。母が頻繁に顔をしかめるので、話題はまた母の体調のことに戻る。平気な顔を装ってはいるが、やはり何かがおかしい。

「タイレノールを飲んでる。それで少しはよくなると思うけど、じつは咳に血がまじるようになっていて」母は目を伏せて、思いきって打ち明ける。

「何だって？」私は息を呑む。「いつから？　大丈夫、でも、何もしないわけにはいかない。もう一度病院に行かないと」

脇腹が痛み、血痰が出ているということは、尿路感染症でも腎臓結石でもない。これは……がんだ。少し前まで健康に何の問題もなかった患者が、突然咳に血がまじるようになると、たいていそういう結果になる。最悪のシナリオにすぐに飛びつかないでください、と私たちは患者に助言するが、胸部CTをすると毎回のように影が見つかる。

うちの病院に送り返すべきか？　昨日の検査結果とレントゲン写真があるという点では有利だが、深刻な見逃しをしたばかりだ。同じ過ちはくり返さないかもしれないが、万が一ということを考えると危険すぎる。母は自分が放置されたことを怒ってはいないが、恥じている。父は、かかりつけの病院に行くべきだと考えていた。母はいろいろ考えたすえ、父に従うことに決める。胸を刺すような痛みと血痰があるにもかかわらず、母はシャワーを浴び、服を着替えて、口紅も塗る。父は携帯電話の充電器と待ち時間に読むものを揃え、準備は万全だ。妹と姪は上階で昼寝をしているので、生まれ育った実家に一人残された私は、一六歳の頃に戻ったような気分だった。数十年前と同様、私の前には大きな不安と先の見えない未来がある。当時は暴力がその源だったが、今は新型コロナウイルスだ。いずれの場合も、私は身を隠すこと以外に何もできずにいる。そしていま母が病に倒れ、やはり私には何もできない。来《きた》る現実をただ受け入れるしかないが、ハリケーンが近づいている浜辺で日光浴をしているかのように、ちっとも覚悟ができていない気がする。

三〇分後、救急外来に到着したと父からメッセージが来る。その直後、妹が目を覚まし、姪を抱っこしてゆっくり階下に下りてくる。

「みんなどこに行ったの?」

私はリビングの椅子に座り、木漏れ日が床に作る影を見つめながら、母の担当医がきちんと人の話を聞き、よく目配りをして事を進めてくれる人ならいいのだが、とつらつら考えていた。

「パパがママをまた病院に連れていった」

「え?」リラが目を見開き、私の正面の椅子に腰を下ろす。

母の咳に血がまじるらしいと話すと、リラがわっと泣きだす。涙がはらはらと顔を滑り落ち、妊娠中の腹にこぼれる。姪がその頬に触れ、ようやく妹も自分を取り戻す。

「大丈夫よ、コリーヌ。ママは悲しいだけ」

私は立ちあがり、二人をぎゅっと抱きしめる。

私の不安と悲しみは涙にはならない。動揺すると、変な格好で寝たときに腕が痺れるのに似て、頭の中がじんじんする。大声で泣けば感情がきれいに洗い流された、あの頃が懐かしい。長年、大勢の人々が手足や命をなくすのを目の当たりにしてきた私に、泣くという行為が可能なのか、もはやわからない。頭の中のじんじんという響きが静まるのをただ待つだけだ。職務中はすぐに消えて、仕事に戻ることができる。でもここは病院ではない。痺れは頭から漏れ出して全身を覆い尽くす。

「リラ、どうして泣くんだい?」私は尋ねる。たぶん話をしたほうがおたがい楽になれる。

自分の馬鹿さ加減がいやになる、と妹は言う。「ママはこのところずっと咳をしてたのよ。同僚が咳に血がまじるようになり、がんだと判明した。どうしてもっと早くなんとかしてあげられなかったんだろう。変だとわかってたのに」

「まだわからないさ。今それを調べにいってる。よくないシナリオに飛びつかないようにしなきゃ」

でも、自分だって飛びついたじゃないか。肺がんだともう確信していた。母は何か月も前から咳をしている。かかりつけ医は逆流性食道炎だと言ったが、今では血痰と痛みがある。もっと深刻な病気に違いなかった。私から見ても、肺がんはつらい病だ。痛みが激しく、息苦しいが、それがときどき収まってかすかな希望の光が見えても、必ずまた始まる。母が衰弱していくのを見るのは耐えがたいだろう。

「外出しないか？　散歩でもしよう」私は妹を誘う。ここでじっとしていると気が滅入る。

コリーヌに上着を着せてベビーカーに乗せると、プロモントリー・ポイントに向かう。ハイドパーク大通りで右に、五五番通りで左に曲がり、レイクショア・ドライブの下を横切る。私が子供の頃には、この地下通路は落書きだらけで、小便の臭いがした。今はきれいになり、照明も明るいが、緑のスプレーでひと言だけ落書きが躍っている。〈予算を取りあげろ。やつらを矯正することなんてできない〉プロモントリー・ポイントはミシガン湖に突き出した人工島の公園で、四〇年前から家族でピクニックしたり、自転車に乗ったりしてきた場所だ。季節はずれに暖かい一日に合わせた服装、あるいは服そのものを脱ぎ捨てた人たちでいっぱいだ。私がベビーカーを押し、二人で石畳の道を歩く。手をつないだTシャツ姿のカップルとすれ違う。六人の学生グループが芝生で本を読んでいる。ジョギング用の短パン姿の女性と紐でつながれた犬が寝転んで日光浴をしている。私たちはただ歩き、無言で人々やぬくもりを受け入れる。どの木も岩も、過去の何かとつながっている。私は、ベンチに座って、Bluetoothのスピーカーでアイズレー・ブラザーズを聴いている白髪頭の年配男性と、会釈をし合う。木と木のあいだに吊るされたハンモックは姿の見えない人々で重そうにふくらんでいて、本を持っている手だけが見えている。まもなく病院や病気のことは背景に退いていき、この公園で過ごした思い出が次々に湧きあがる。あたりに大麻の匂いを漂わせながら、ドラムサークルでリズムを刻む一〇代の若者たちを見かけた夕べ。朝日が地平線から顔を出したばかりの早朝、静かな湖面で水切りを練習したときのこと。思いがけなく湖岸に押し寄せてきた波の冷たい飛沫を浴びて、びしょびしょになった午後。

陽ざしあふれるベンチに腰かけていたとき、父からのメッセージが来て、私たちは二〇二〇年に引き戻された。〈胸のレントゲンで、母さんが痛みを訴えているあたりに無気肺の症状が見られる〉

無気肺。つまり母の肺の一部がつぶれているということだ。そこにあるのは命にかかわる腫瘍だと、今では私にもわかる。

〈CT検査もしてる？〉私は返信する。

〈これからする〉

私は覚悟を決める。数時間もすればよくない知らせが届くとわかっている。私はコリーヌをベビーカーから降ろし、あたりを自由に走らせる。そうするあいだに、リラが、例の肺がんの同僚は化学療法を受けることになり、数年のうちにいかにみるみる衰えていったか話す。彼女はまず出勤しなくなり、自力で生活できなくなり、やがて自尊心も失って、とうとう命を落とした。積極治療と、運命と折り合いをつけること、そのあいだで誰もが板挟みになるのだ。楽しそうに笑うコリーヌと湖面のきらめきを眺めながら、私たちは喪失感を噛みしめる。

パンデミックが始まって九か月が経ち、あらゆるものが失われつつある。私はルーティンをやめ、先を予測することができなくなり、喜びも消えた。そしてパートナーさえ失った。フェイスタイムやSNSのメッセージ、電子メールによるやり取りは、モンローとの距離をじわじわと広げていった。昔は〈正しい相手ならトントン拍子にいく〉という神話を信じていたが、今では"運命の人"なんてものはいないし、恋愛にはつねに粘りと忍耐力が必要だと知っている。今回私は、そんな嘘っぱちの金言は捨てて、二人に立ちはだかる困難を必死に切り拓こうと務めた。でも、どんなに二人で努力をしても、じかに触れ合うことができないまま不安やコミュニケーションギャップばかりが募り、私たちが築いてきたものは徐々に崩れて、いさかいを解決できなくなった。愛情を行動で示したくても、閉鎖された国境、ウイルス、疑念がそれを妨害した。ある時点で、私たちはもう二人の関係の輪郭が見えなくなり、それまでは努力を続けてきたとはいえ、とうとう二人の意見の違いを修復し絆を結ぶことができなくなってしまった。こうして、かつてはパートナーと電話をしたり一緒に映画を観たりした夜に、ぽっかり穴があいた。いや、将来に続く道にできた亀裂のほうが大きかった。パンデミック後の私の人生には、ともに過ごそうと考えていた人が少なくとも一人、欠けてしまった。でも、もしかすると一人では済まないかも？

旅行もしないしパートナーもいない、体の触れ合いもほとんどない今、私の毎日は簡素だ。かつては何年も先の目標を定めたものだが、今では来月どうなるのかさえうまく想像ができない。

そんなことができるとは思ってもみなかったが、意外にも私は今という瞬間を生きている。両親の家にいるときには、どこかよそに行きたいとも思わず、二人の話に聞き入り、二人の手をよくよく観察し、しぐさの一つひとつに目を留める。わが子がほしいという思いは、姪と公園で遊ぶことで満たされる。病院で一日過ごしたあとは、疲れた体からウイルスを洗い流してくれるわが家の熱いシャワーとひんやりしたシーツがあれば充分だった。日曜の朝に焼くパンケーキの色で大騒ぎし、写真に撮る。五年計画などどこにもない。私にできることは家族を守り、コミュニティの人々を大事にし、日常の経験の中に驚きを見つけることだけ。ほかのどんな時より、さまざまなものに満足感や価値を見出している。こうして日当たりのいいベンチで妹と座っていると、心の中が澄んでくるのだ。

すてきなひとときだった。プロモントリー・ポイントの北には草の青々とした丘、キャンプファイヤーの炉、それからごつごつとした岩場が入り江まで続いている。遠くに、シカゴ中心部の摩天楼が林立している。自転車が私たちの前を通りすぎ、カモメが隊形を組んで湖面の上を飛んでいき、大麻の匂いが濃くたちこめている。空に上がった凧《たこ》を見て、姪が笑っている。彼女の茶色い巻き毛が日光を浴びてつやつや光り、いまだにまとわりつくかすかな不安を蹴散らす。頭を麻痺させるあのじんじんする痺れは、ずいぶん前に消えていた。私がどんなに心配しても、母自身はきっと死と折り合いをつけるだろう。そのときが来たら、火葬にして、灰はここプロモントリー・ポイントから湖に撒いてほしいと言う。母には、朦朧とした、痛みのない穏やかな死を迎えてほしいと思うが、そんなふうに亡くなる人はめったにいない。がんを患えば、彼女の痛みや苦しみのことと同じくらい保険について心配するような病院と同盟を組んで、長い闘いを続けなければならない。すでに安定状態にある効率重視の組織は、同じことを何年もくり返すうちに柔軟性を失い、そう簡単には変わらない。でも、そういう話は明日にしよう。いつだってそこに苦しみはあり、私たちの体はほんのいっときこの世に存在するだけだが、力を合わせればきっと何かを超越できる。今日、私たちは心の安らぎを見つけた。そしてまもなく父から、この先どんな困難が待ち受けているのか正確に知らせるメッセージが届くだろう。

すでに陽が沈み、私たちが両親の家に戻ったちょうどそのとき、知らせが届く。父のメッセージはシンプルだ。〈両肺にたくさんの影〉

〈嘘だろう？　がんなのか？〉私は返事を送る。

〈がんとは言ってなかった〉

〈訊いてみたの？〉

〈いや。肺塞栓症と言われた。コロナは陰性。これから入院。血液検査も〉

〈人生は短い。一分でも無駄にできない〉私はどう返事をしていいかわからず、そうメッセージを送る。

肺塞栓も命にかかわる疾病だが、私たちが恐れていたシナリオとは違う。しかし、きっと最悪のケースだという思いこみは、そう簡単には手放せない。私は父のメッセージの中に読み忘れていた言葉はないか探し、行間を読もうとし、隠れている肺がんがまだ見つかっていないことをほのめかす空白を解釈し直そうとする。リラの笑顔が、そんな疑いは捨てなよと迫ってくる。私のように生死の境目にいる人の治療をしたことがない妹は、朗報を額面どおりに受け取ったのだ。このあと最悪の事態が待っているとしても、今日闘う相手は肺塞栓症だ。

肺塞栓症は、救急医療科ではけっして見逃すことが許されない命にかかわる疾病の一つで、新型コロナウイルスの流行によって、このところ頻繁に見られる。ウイルスが本来あってはならない場所に血栓を作るからだ。心臓にできれば心臓発作を起こし、脳にできれば脳卒中につながり、脚にできればその血栓が血流に乗って肺に到達して、いわゆる肺塞栓症となる。最近私は数多くの肺塞栓症の治療に当たり、先週は担当患者がそれで死亡した。

とても忙しい夜勤のときで、診ても診ても診察が追いつかなかった。私は、退勤する医師から五〇代の男性患者を引き継いだ。名前をフランクリンさんという。コロナ陽性で不整脈があり、腎臓に問題が見られ、酸素飽和度も低い。非常によくない状態ではあるが、ある程度安定はしていたので、ほかの患者を診るあいだ上階のベッドで待機してもらうことにした。患者がどんどん運びこまれ、私たちは病室から病室へ走りまわった。一時間が三時間になり、青いスクラブを着た、暗褐色の髪が爆発しているデヴィッドというレジデントが私を脇へ引っぱった。「フランクリンさんの容態が気になりませんか？」そのときはじめてフランクリンさんのことを思い出した。正直に言って、彼が今どんな状態か、まったくわからなかった。二人でカルテを開け、データを見直してから病室に行き、病状について話し合う。腎不全のあるコロナ陽性患者で、頻脈で、今では血圧もぎりぎりだ。この男性は重篤な状態で、ただちにICUに送るべきだと結論するしかなかった。

「ICUを呼んで、すぐに移送してもらおう」私は言った。

フランクリンさんを受け入れることになったICUの医師は、ほんの二年前までレジデントだった医師で、注意深くて忍耐強く、フランクリンさんの状態が悪化しつつあることにすぐに気づいた。なにしろ救急科に到着して、すでに八時間が経過しているのだ。彼が治療を引き継ぎ、私はほかの患者の治療に戻ることになった。二時間後、フランクリンさんの担当看護師のジミーが、血圧の低下について私に尋ねてきた。

「ここに来てもう一〇時間になりますが、あまりよくないように見えます。ICUチームを呼び出しましたが、返事がないんです」

フランクリンさんは心拍数が上昇し、呼吸困難が進んでいた。デヴィッドと私は肺塞栓が原因ではないかと考え、CTによる診断をオーダーするまえに、さっさと肺塞栓症の特別チームを呼んだ。心機能を確認するため、デヴィッドが超音波装置をフランクリンさんの部屋に運んできた。

今や私たちは四五号室に全意識を集中させていた。

「くそ、血栓が移動してる。確認してください」デヴィッドは、超音波のモノクロのスクリーンを凝視していた。さまざまな色調のグレーが体内組織の輪郭を表している。液体は暗く、固体は明るく映り、私たちの体内組織はその二つが複雑に組み合わさった模様として描き出される。デヴィッドが患者の暗い右心室をプローブで一〇秒間走査し、中心部に明るいグレーの塊が明滅しているのがわかった。心臓に到達した血栓だ。こうした血栓はほぼ致命的だ。このサイズであれば肺動脈に流れこむのは必然で、心不全を引き起こす。私はジミーに血栓溶解剤の準備を頼んだ。血栓チームやICUの到着を待つ時間はない。私がそのオーダーを出したとたん、フランクリンさんの目が虚ろになり、モニターが甲高い音でわめきだした。上半身を起こし、口をあけ、片脚がベッドからぶら下がっている格好で、フランクリンさんの呼吸が止まった。

体が反射的に動き始める。「コード呼び出し、エピを静注、カートを運べ、人工呼吸器準備……」たちまち人が集まってきて、何度も練習を重ねた振り付けが始まる。薬剤師が看護師にエピネフリン一ミリグラムを渡し、彼女が右腕の点滴にそれを注入する。デヴィッドの行動も無駄がなく、すばやい。器具類を準備し、難なく気道を確保する。救急医療技師が台に飛び乗り、フランクリンさんの胸を強く圧迫し始める。私が看護師に血栓溶解剤を渡し、彼女が同じ点滴にそれを入れる。息があるあいだはあんなに放っておかれたのに、今は可能なかぎりすばやくあらゆるものが与えられている。技師が次々に現れては薬剤を投入し、心臓マッサージをおこない、しまいに誰もが疲れ、汗だくになった。

フランクリンさんはほんの二時間前までは目を開けてしゃべっていたのだ。だが蘇生術を始めて四五分が経過した今も、彼の瞼《まぶた》はなかば閉じ、目は何もそこに映らないおなじみの死の凝視を続けている。心拍は戻らず、私たちはあきらめた。反対意見や別の考えがあるかどうか周囲に確認したあと、私は死亡を宣告した。

「死亡時刻、午前五時三二分」

それは早朝で、私たちはみな疲れきっていた。無言で防護具を取り、手を洗い、部屋を出る。病室の外でうろうろしていたICUと血栓チームは私たちと目を合わせようとしなかった。

「いつもこうだ！　連中はERで容態が悪化した患者をまるで治療しようとしない。ERで死なせた二人目の血栓患者だよ。本当にむかつく」デヴィッドはぶちまけた。いつもならマスクとヘアキャップで隠れている濡れて充血した目に、怒りが燃えていた。

たしかに私たちがフランクリンさんのためにベストを尽くしたとは言えない。何をしたところで彼は助からなかったかもしれないが、ERで心停止が起きる必要はなかった。彼が病院に来てから一〇時間もの時間が経過していたのだ。なぜICUに入れなかったのか？　なぜもっと早く肺塞栓症と診断できなかったのか？　私がこのケースについて友人に話すと、悪いのはおまえじゃないとみんなが言った。だが病院が機能不全に陥っていると知っているなら、もっと何かするべきだったのでは？　治療を阻害し遅らせる障害物を避ける、水先案内人になる必要があったのでは？　もしシステムをこのまま放置すれば、今後も大勢の人が被害を受けるだろう。それが私のせいでないなら、誰のせいなんだ？

母も同じ機能不全の犠牲になりかけたのだ。今は同じ病気でも深刻な状況を脱し、街の向こうのもっと裕福な地域の病院のベッドにいる。正しい診断がつき、バイタルサインも安定し、胸の痛みも処置され、抗凝血剤の効果も出ている。リラが、サンフランシスコで気を揉んでいた姉のアヤナを安心させるメッセージを送り、私たちは新しい知らせを待っている。リラがビヨンセのライブ・ドキュメンタリー『HOMECOMING』を再生し、特別なときしか画面を見せてもらえないかわいい姪が、歌やダンスにうっとりしながら見入っている。だいたいのところは落ち着いたので、私は感謝の気持ちをこめて妹を長々とハグし、靴を履いて、家路についた。

死に満ちたその年、母の病気は人体の壊れやすさを私たちにあらためて思い知らせた。私たちの現在も、あるかどうかもわからない不確かな未来も、このかりそめの肉体しだいなのだ。健康でなければ、人を力いっぱい愛することも、希望の翼を思いきり広げることもできない。私たちはこの体で最後まで耐えていくしかない。健康がすべてだ。私たちは運がよかった。体力があったおかげで母は病気に負けずに済んだのだし、医療システムの中でうまく立ちまわる知識があった。そして、どの病院でも受け入れてもらえる医療保険もある。なんとか勝てたのだ――今回は。

母の入院から数週間後、私はみずからの病院の経営陣に手紙を書いた。

関係各位

金曜日、母は肺塞栓症で入院した一週間後の確認のため、外来診察を受けました。町の反対側にある病院の救急外来を受診してやっと診断がつき、抗凝血剤を与えられ、原因を突きとめるさまざまな検査がおこなわれ、約二四時間後には退院できたことを、母の許可のもと、ここにお知らせします。母は順調に回復し、超音波検査の結果は正常でしたし、一日二回服用の抗凝血剤アピキサバンを処方されました。

残念ながら、この病院に入院したのは、私たちの病院の救急医療科で思わしくない経験をしたからです。

救急科のチームはとても親切でしたが、母の問題を見逃したばかりか、母は痛みも手当してもらえずに、その必要もないのに苦しみました。まだ痛むのに帰宅し、診断もしてもらえず、今後の治療計画も聞かされませんでした。同僚たちは母のためにできるだけのことをしてくれましたが、この病院のシステムの中では、彼らの善意も無意味でした。

診療プロセスはずっと故障していますが、依然として修理されないままです。長期的視野に立った解決策は与えられず、私たちは組織的な問題点をその場その場で取り繕い、VIP患者が最優先されるなかで次善策に頼ってきました。残念ながら、母にはVIP待遇は望むべくもありませんでした。母が受けた扱いは受け入れがたいことです。

私はこれを息子として書いています。母が苦しみ、治療を受けによそに行かなければならなかった息子として、この救急医療科で弱っていく多くの隣人たちを見てきた、サウスサイドの息子として、そういう症例を担当し、救えなかった患者のことがどうしても忘れられない、シカゴ大学の息子として。

私が求めるのは、よく考えられた解決策です。私たち救急医療科の患者が継続的に迅速かつ質の高い治療を受けられ、誰の母親であっても苦しみから守ってもらえるようにする、戦略的な指針。すべての人々に人間的な治療を約束する、組織全体としての計画をみんなで話し合いたいと希望します。そして、私の母の苦しみが変化を促してくれると期待しています。私はみずからその解決策の一部になりたいと願っています。私たちは改善できるはずです。いえ、改善しなければなりなせん。

トム

これで何かが変えられる、何かが変わる、と信じているわけではない。だが、挑み続けるしかないではないか。

15　母への手紙

ママへ

ママを守るためできるだけのことをしたけれど、およばなかった。病院に行ったときと少しも変わらないつらそうな様子で帰ってきたとき、吐き気がして目に涙があふれたよ。何年も研修をして、医療従事者のネットワークもでき、医療が人を破滅させることがあるとわかっても、ママをいざ守らなければならなくなったとき、全部無駄になった。知ってのとおり僕は病院が好きだが、ママが教えてくれたように、そこはどんな組織とも変わらぬ、アメリカそのものの鏡像だ。あの日ママはただのサウスサイドの黒人女性で、これまでサウスサイドの黒人女性の多くがされてきた同じ扱いをされた。あまりにも混雑したER、忙しすぎて気がまわらない医療従事者、抽象化される患者の痛み。システムは設計どおりに働いた。ママという特定の人が無意味だからではなく、僕らの誰もが無意味だからだ。僕が医師を志したのは、僕らを苦しめる罠の真実を理解し、解決したかったからなのに、いざママをその罠から解放しようとしたときに、結局僕にはそれができなかった。本当の意味で解決することはできないかもしれないが、解決に何が必要なのか話したいと思う。

僕が医学部を卒業したときのことを覚えてる？　二〇〇一年のあのよく晴れた六月の午後、デトロイトやカンザス州トピーカやボストンやニュージャージーから親類縁者が大挙してやってきた。ルイスおじさんは、〈ウェルチ〉のグレープジュースのペットボトルに祖父のワインを入れて持ってきた。大昔カンザスシティの郊外で、フィッシャーおじいちゃん（もう亡くなって久しい）は、おばあちゃんと二人で手に入れた土地で育てたブドウでワインを作った。ルイスおじさんは、ちゃちなプラスチックカップに聖餐式サイズの量をちびちび注いでみんなにまわし、祖父の苦労について話した。八年生で学校を辞め、ジム・クロウ法のさなかに懸命に生き、人間が月に行くのを目撃した。じいちゃんがワインを作ったのはお祝いをするためで、もしそんなに立派なガウンを着たおまえを見たら誇りに思うはずだ、とおじさんは言った。医者になったら何がしたいんだと、祝い酒を手にしたおじさんに訊かれ、僕は「貧しい人の治療をして、不平等な医療システムを正したい」と答えた。そうして僕らは祖先に乾杯し、その大昔の酒は僕の喉を焼いて、胃へゆっくりと下りていった。あのとき宣言した使命をやり遂げようと二〇年間努力をしてきた今、社会で正義がおこなわれないかぎり、医療も正当なものにはなりえないと思い知った。

このわだかまりが芽生えたのは、僕がまだ医学生だったときだ。最初のローテーションで、公園で撃たれた子供の治療をしたことをママにも話したと思う。髪を細かい三つ編みにして、色を揃えた髪留めをつけていた。床で山になっていた、ビリビリに切り刻まれた服。胸の中央に銃弾があけた一〇セント硬貨ぐらいの穴から血がどくどくと流れ、脇腹を伝ってベッド脇に垂れていた。少女が身じろぎしたりあえいだりするのが止まり、心拍センサーのアラーム音が響いて心臓が停止したことを知らせると、室内のシニアドクターたちが口々に「開胸」と言うのが聞こえた。まだ何も知らない僕は役に立たず、壁際にただ突っ立って眺めていた。シニアレジデントが少女の胸の左側、乳房の下あたりを横に、それからあばらを下方へ切開した。そのあと、カタカタと鳴るさまざまな器具が並ぶ銀色のトレーから、あばらを広げる器具を見つける。パン一斤分ぐらいの大きさで、フルーツゼリーみたいな柔らかさの血のかたまりが床に落ちる。金属臭と潮の香りがまじったような匂いがした。二人の外科レジデントが、指導医の指示のもと、指を慎重に動かし、まもなくその手に包んだ少女の心臓をマッサージし始めた。心拍がないことを示す単調なアラーム音が、医師や看護師たちの喧騒の中を漂う。少女のまなざしは動かず、長い二〇分が経過したとき、死亡宣告がおこなわれた。少女の左腕がベッド脇に垂れ、血のかたまりで覆われた床を指さしていた。

僕はその少女に、幼い頃のリラの面影を見た。少女がテレビゲームをしながら笑っている姿を想像する。僕がスーパーマリオのやり方を教えてやったときの妹みたいに。少女の手を握って何か言ってやるべきでは？　テレビのニュース記者はどこだ？　誰が責任を取るのか？　僕のこの激しい鼓動がいつか鎮まるときが来るのか？　僕の面倒を見てくれていたレジデントが手招きした。もう次の患者のところに移動しなければならないのだ。僕らはチームとして報告をあげたが、お悔やみの言葉はなかった。あの少女の身に起きた出来事は、医学でなんとかできることではないとわかっている。もっと大きな問題なのだ。当時その話をした僕に、それでも医者になりたいのか、とママは尋ねた。あの日、現実のベールが引っ剝がされたわけだが、僕は目にしたものをまだ理解しきれずにいた。

その後の二〇年間で、しだいにいろいろなことがはっきりしてきた。そのあいだに、僕は煙草を吸ったこともない人に肺がんの告知をしたり、交通事故でコンクリートにばらまかれた子供の体を一つにしたりした。不幸はあらゆる人に降ってくる。怪我や病気は雨みたいに誰のもとにも天から落ちてくるものだが、それでもパターンがある。あの少女のように、公園で遊んでいて撃たれたという白人の子供にはお目にかかったことがない。僕らの社会は、黒人シカゴ市民を人種分離という罠に囲いこんでいる。そのせいで、納税させておきながら、当の市民を市のサービスから締め出し、学校を閉鎖し、精神衛生施設から追い出す。略奪的な住宅ローンや小口貸付のようなペテンが浸透して黒人は金を吸いあげられ、さまざまな偏りによって合法的な資本から遠ざけられて、何かしたくてもビジネスも店もチャンスもほとんど手元に残っていない。一方、警察は暴力的で、無責任で、犯罪を解決する能力に欠け、人々は自分の手でなんとかしなければならなくなる。ありとあらゆる弾丸がありとあらゆる方向に飛ぶ。なかには罪のない幼い少女の胸に納まるものもある。それは実際、行方の定まらない流れ弾などではない。標的の決まった、この国のロジックそのものだ。裕福な患者は二〇代で腎不全になることなどめったにないし、裕福な患者にはERで延々と待ち続けずに済む抜け道がある、この構造と同じ論法なんだ。このメカニズムの中で同じ行動がくり返されるうちに、シカゴのサウスサイドの住人は人より早く体に障害を抱えたり命を落としたりして、人生の長い年月を奪われ続けている。

　ママ、二〇年ものあいだ、「こんなことが起きるなんてあんまりだ。今日は一生忘れられない日だ」と思うような経験をした人の治療を続けてきて、僕は思い知った。創造し、愛し、想像する人間の能力、そのすべては、健康な体があってこそなのだと。もし体に何か問題が起きれば、それを修復するのは、太古から存在し、患者と緊密な関係を築く医師という職業だ。生死のかかるぎりぎりの状態にあるとき、人はしばしば地位やプライドといった仮面を脱ぎ捨て、最も人間的な部分をさらけ出すものだ。そういうときでも、美しくあり続け、尊厳を失わず、年齢とは無関係に毅然とし、僕らの誰もが内奥に持っている真実とつながることができる人がときどきいる。そして、医師と患者も、人の根本に存在する人間性——相互への思いやり、じっくりと話を聞くこと、他人とのあいだにはめったに生まれないような信頼関係に発展する誠実さなど——を示すことで、とても深く結びつくことができる。それに僕は、患者の痛みにじかに触れ、ときには治療のためにそこを切って開くことさえある。医療とは、患者も医師も最も親密な部分でつながることなんだ。そして、そんなふうに密接に触れ合ううちに、人生や日常のあらゆる部分、個人でも集団でも僕たちがおこなうすべてのことは、この体という生物学的土台に根ざしているのだ、といやでも納得する。健康な体があってこそ、僕たちはたがいと、そして永遠とつながれる。体をいたわり、たがいをいたわることが、人生に不可欠な条件だ。言い換えれば、健康は人権であり、たがいに尊重すべきものなんだ。

　ママが救急医療科にいるあいだ、誰も充分な思いやりを示さず、苦痛を解決してくれなかった。同僚たちはママにそういう思いをさせたことを謝罪してくれたし、僕もそれを受け入れた。彼らにもどうすることもできなかったとわかっている。僕も長年医師として勤務してきて、不当で危険な医療システムの中で医師の聖なる誓いを果たすことに、葛藤し続けてきた。すべての人を等しくケアするという高貴な使命はあっても、このシステムは、治療を求めてきた人たちを拒み、否定し、時間を遅らせ、破産させようとする。しまいに寿命や人生の質《QOL》が、知らず知らずのうちに、貧困層から富裕層へ、黒人から白人へと移譲されている。この構造は日常に深く染みついているため、立場が変わってふいに貧困者や黒人がこの壊れたシステムをコントロールする側になったとき、うまく立ちまわれなくなってしまう。だから僕は患者が守れず、いちばんそうしなければいけないときに、病院に倫理的な行動を求められない。それでママを守れなかったんだ。

　もう我慢の限界だ。僕のところに来て苦痛を訴える人々をきちんとケアするには、生来人間が持つ価値を蝕み、僕らの体を生産システムの原料にするようなシステムにひたすら献身する、このアメリカという国を変革する必要がある。健康が人権だと認めるなら、国には、誰もが等しく人生を謳歌する機会を持ち、病気を予防し、健康を維持し、病や怪我を治療できるようにする義務がある。この原則は、社会全体にとってとても重要だ。僕らの健康は社会の中で、僕ら自身によって、僕ら自身のために作られるからだ。しかし、われわれ医療従事者や医師など、体を癒す役割を担う者たちはとくに、すべての人々に高品質な医療を保障するという基本原則に聖なる責任を負っている。僕らは、勝者と敗者を生む今の医療の構造を変えなければならない。なぜなら、人が生来持つ健康という資本が問題になっているとき、敗者がいてはだめだからだ。ママ、あなたには人が生きるうえで必要不可欠な医療を受ける価値があるし、それは患者たちみんながそうだ。救急医療や基本的な薬品、出生前診療は絶対に譲れないもので、収入や住んでいる地域に関係なく、いっさいの障壁なしに、提供されなければならない。そうした構造変化が進めば、人々の生活が向上し、寿命が延び、苦しみが減るだろう。人の体には無限の価値があるという理解が医療には反映されるべきであり、それが根本的な変化をもたらすはずだ。

これは何も新しい考え方ではない。アメリカ人全員が同じように医療を受けられるようにするため、さまざまな枠組みが昔から取り入れられてきた。〈ユニバーサル・ヘルスケア〉あるいは〈国民皆保険〉がその一つだ。しかし長年のあいだにこの要請は軽視され、簡略化されすぎて曖昧になり、中傷され、皮肉まじりの議論によって中止に追いこまれてきた。古びた政治論議を蒸し返したくはないので、ここではそれについて論じる気はない。ほかの多くの友好国では、それぞれのやり方で、基本医療サービスを全国民に提供する医療保険システムが構築されている。つまり、人から奪ったり取りあげたりするのではなく与えるという、倫理的解決法だ。われわれにも何か新しい対策が必要なんだ。社会の底辺から頂上へ資源を移すのをやめ、医療システムに固定化してしまった階層を壊し、革新的技術だけでなく公共医療にも投資し、すべての人に人権的な治療を施す、そんな医療制度が。そのためには、新たな包括的医療戦略を含む、さまざまなアプローチが考えられるけれど、それをどう呼ぶにしろ、現在の医療システムを抜本的に見直さないことには、将来よりよい医療が実現できるとは思えない。

知ってのとおり、僕はどうしたらそういう変化をもたらせるか理解するため、しばらくスーツで勤務する日々を過ごし、欲や分離、階級制、その他の要素が健康を阻害したり不平等を生んだりする状況は、一朝一夕ではなくせないと知った。誰もが人間として平等だという真実に向かって社会を変えれば、人々の健康は向上するだろうが、あきらめてしまったり、革命が起きるまでただ指をくわえて待っているわけにはいかない。人の命がかかっているんだ。今日にでもシステムを改善して、より正しい未来に続く道を作ることができる。今ある組織を指導し、原則を念頭に置いて新しい組織を構築しよう――いざというときにはいつも人間を中心に考え、倫理観を持ったリーダーを担ぎあげ、システマチックなやり方で正当な解決策を導入する、そういう原則を念頭に。

僕がそう考えるようになったのは、医師としてさまざまな岐路に立たされたからだ。大不況のとき財務危機に直面した病院が、富裕層に資源をより分配するために貧困層の受け入れを制限したことを覚えているかな？　その数年後、僕が会社の経営を守るために人を解雇したことは？

普段は何事もなく過ごせていても、人道主義と利益がせめぎ合う残念な状況では、厳しい決断をくださなければならず、そうした決断が医療システムや、僕を含む多くの人の人生を形作ってきた。誤った選択をするたびに、われわれは不平等を定着させた。こういう選択が、ママの痛みを無視したり、診断を間違えたりするようなシステムを作ったんだ。すべて原因は同じだ。思いやりある資源の分配と利益が正面からぶつかり、毎回利益が勝つからだ。こういう利益追求の衝動は社会ではただの汚物で済んでも、医療では到底許されない。人道主義を犠牲にして利益を出すようにシステムが働いたから、ママはつらい思いをした。それもこれも、経営陣が査定項目に〝倫理観〟を組み入れていないからだ。

何世代にもわたって洗練されてきたシステムは、なかなか変わらない。経営者、病院、医師、保険会社、製薬会社、医療機器メーカー――そうした医療産業全体が、変化がないかぎり太り続ける。現在の不平等なシステムと巨額な医療費が、すなわち彼らの収入源であり、社会資源が手元に流れこむ速度が遅くなるたぐいの改革には反対するだろう。僕らはすでに充分な情報を手に入れ、すばらしい戦略計画さえできているのに、そうした解決策はいちいちアメリカの医療政策に巣食う究極のパラドックスにぶち当たる。つまり、本物の平等を実現する提案であればあるほど、実現性が低くなるんだ。もっと別のやり方をしたいと願う僕らのような者たちは戦場に出るたび必ず勝たなければならないが、敵は対応をのろのろと遅らせて、計画を頓挫させさえすればいい。システムの内側にいる個人だけでは、凝り固まったシステムを壊せない。いや、チームになったとしても、組織内から変化させるのは不充分だ。人道的で正当なシステムを作るには、みんなが、市民全員が力を合わせ、倫理的な変化を要求する必要がある。

ママ、僕はあなたを愛しているのに、救えなかった。いや、誰であっても救えなかっただろう。二〇年近い医師としての経験を通して、医療は愛の物語だと気づけば、改善する方法はいろいろあると知った。ママへの愛、公園で撃たれた少女へのコミュニティの愛、負傷した若者たちのためにERの外で寝ずの番をしている家族たちへの社会全体の愛。そしてそうした愛の存在を認めても、僕らは困難にぶつかり、ときには失敗するだろう。だが、そのときこそ行動して、周囲に愛を示し続けなければならない。

ママは、僕のほかの患者と同じ落とし穴にはまってしまった。この国そのものと同じくらい古い、大きな落とし穴だ。その落とし穴を埋め直し、人々みんなを健康にするには、人道的なものの見方をし、上層と下層が何を交換しているのかはっきり認識し、偏りのない決断のように見えるものの陰にどんな犠牲が埋もれているか真摯に見極める、一種の革命が必要だ。その過程で、利益という名のもとに僕らが受け入れてきたダメージと真正面から向き合い、倫理にもとづくリーダーシップを求め、正当な新システムと相容れない現実を抑えこみ、そして何より、不幸な運命を端《はな》から押しつけられている大切な患者たちの命を守らなければならない。そうしてはじめて、僕らはより健康な体を手に入れ、正当で本物だと言える、よりよい医療システムを築く道のりに歩み出せるだろう。

前進あるのみ。

トーマス・I・フィッシャー

謝辞

私が人生でさまざまなことを成し遂げられたのは、すべてまわりの人々のサポートがあったからこそだ。この本に描かれているいろいろな出来事、そしてこの本そのものも、コミュニティの中から生まれた。両親のトーマスとジュリーがどうやってこんなに愛にあふれ、人を温かく励ます家庭を作りあげることができたのか、私にも完全にはわからない。二人が安定した安全な土台を築いてくれたから、私は好きなことができ、危険を承知で冒険に出かけられた。長年、両親こそが私の力の源だった。どうもありがとう。姉のアヤナと妹のリラは、私の人生をはじめから愛と笑いで満たしてくれた。二〇二〇年の狂気のなか、リラと姪《めい》のコリーヌと過ごす毎日の散歩と、妹の夫クリスも含め、日曜に家族で出かけるピクニックがなかったら、私は生き延びることも正気を保つことも、とてもできなかっただろう。みんな、どうもありがとう。

私がこの本の大部分を書いたのは、二〇二〇年の新型コロナウイルスのパンデミックの最中だった。多くの人たちからの友人としての温かい言葉が、自分は何か大きなものの一部であり、このつらい日々もいつかは終わると気づかせてくれた。みなさんに感謝したい。大学時代の友人は、不安と恐怖に呑みこまれそうになる私をいつも救ってくれた。ナダ・ルウェリン、ジュリアン・オコナー、ジョー・イバラ、フェデリコ・リヴェラ、レイ・ソーサ、どうもありがとう。しきりに焼き菓子を勧めてはおしゃべりに巻きこもうとするイヴ・ユーイングとデイモン・ジョーンズにも感謝を。甘いものを食べると元気になった。命を左右するようなケースに直面したとき、いかに勇気を奮い辛抱するべきか教えてくれたジェイソン・デンプシーに感謝したい。あなたのアドバイスがなかったらやり遂げられなかっただろう。何かと私の様子を気にしてくれたこと、君のキッチンのテーブルが砦《とりで》だった年月について、ケイ・ウィルソンに感謝する。私のブラザーそしてシスターたち、モーリス・スミス、ナタリー・ムーア、マイク・トカ、ヤンシー・ハーバウスキー、サニー・ラムシャンダニ、ダニータ・ハリス、ケニヤッタ・マシューズ、フェリシア・カミングス（グレーヴス）。何十年も前からの幼なじみである君たちは、毎日声をかけて私をほっとさせてくれたり、笑わせてくれたりした。君たちを見ていると、自分が患者を大事にしなければいけないこと、患者について書き、訴えなければいけないことを自覚した。最後に、〈フリー・ザ・ランド・コレクティヴ〉に感謝を。ゲームの夕べはジョークや笑いであふれ、楽しい夜を過ごすことができた。そして〈ジャマイカ・ドリップ〉に安らぎを。音楽やスポーツについてのコメントで、私は地に足の着いた日常を取り戻した。

この本が誕生するうえで、いわば産婆の役目をしてくれたのがアスペン・ヘルス・イノヴェーターズ・フェローシップだ。オープンで誠実なコミュニティにどっぷり浸かったあの二年間が、学んだことをじっくり見つめ、やりたいことをこれからも追求する勇気をくれた。とりわけ〈ジャスティス・リーグ〉と、同じ小グループに所属していたイヴァン・メルローズとクリス・ブラントに感謝を。

シカゴ大学医療センターの救急医療科は、二〇年にわたって、医者としての私のわが家だった。何十人という医師や看護師を教育し、教育された。山あり谷ありの日々の中で、あなたたち（医師、看護師、救急医療技師、無線係、薬剤師、受付係、警備員、用務係）の誰もが、たいていの人には想像もつかないような場面で社会に貢献し、勇気を持って人道的に対処していた。みなさんからもらうインスピレーションや指導がなかったら、私はここにいないだろう。仲間として認めてくれてありがとう。

私の意見に長年耳を傾け、本にすべきだと勧めてくれた、アダム・サーワーとジェラーニ・コッブに感謝を。タナハシ・コーツにも深く感謝したい。「僕は作家じゃなくて、医者だよ」と何度言っても無視し、私に執筆のプロセスを教授し、書くことの意味を解説してくれた。彼との長年の友情と会話がなければ、この本は生まれなかった。

この本を草稿段階で読み、ブラッシュアップのためにさまざまな意見をくれた、ごく数人の人たちにも礼を言わなければならない。ドーニー・ウォルトン、ベン・タルトン、リーガン・マクドナルド＝モズリー、どうもありがとう。

このプロジェクトを担当し、案内役を務めてくれたグロリア・ルーミスに感謝を。それにクリス・ジャクソンにもお礼を言いたい。ある日私たちがおしゃべりをしていたときに、君が突然「おいおい、それ本にしようぜ」と言ったのだ。私がどうしたら本が書けるのか学ぶあいだ辛抱強く待ち、私の世界観を真剣にとらえ、このプロジェクトにつなげてくれた驚くべき才能に感謝する。

前進あるのみ。

トーマス・I・フィッシャー

訳者あとがき

本書『いのちの選別はどうして起こるのか　ER緊急救命室から見たアメリカ』は、二〇二〇年、新型コロナウイルス（COVID‐19）のパンデミックのさなか、シカゴ大学医療センターに押しかける患者の治療に奮闘する、救急医療医である著者の一年間をつぶさに追う一冊である。

パンデミックがいかに医師たちを、人々を、社会を恐怖に陥れ、疲弊させたかをまざまざと伝えるが、読めばわかるように、じつは主眼はそこにはない。新型コロナによる死者に占める黒人の割合が異常に高いその状況こそ、アフリカ系アメリカ人がいかに構造的に人種分離され、そのせいでどれだけ彼らの体が、人間にとって最も大切な資本である〝健康〟が、損なわれてきたのか、如実に示しており、著者はそれを激しい怒りに震えながら告発しているのだ。

しかも、黒人たちを襲うパンデミックは新型コロナウイルスだけではない。銃弾という、もう一つの〝ウイルス〟も彼らの命を無慈悲に奪う。

著者が医学の道に進んだのも、自分が生まれ育った、黒人貧困層がおもに暮らすシカゴのサウスサイドというコミュニティを癒したい、その強い思いからだった。二〇〇六年、希望に燃えてシカゴ大学の医局に入ったが、思わぬ現実を突きつけられる。公的医療保険加入者が多く、場合によっては保険そのものに入っていない人さえいる黒人コミュニティは、〝儲からない〟ためそもそも医療施設が少なく、かかりつけ医を持たない住人たちはみな、ささいな症状でも地元大学病院の救急外来に押しかける。だから待合室はいつも恐ろしく混んでいて、下手をすると半日以上待つことになる。軽症で来院しても、待合室で重症化する者も多いのだ。

それでも少しずつコミュニティとの連携を進めて地域医療に貢献していた著者を奈落に突き落としたのは、二〇〇八年の金融危機に端を発する、病院経営陣の方針転換だった。救急医療科にやってくる貧者たちをほかの病院にたらいまわしにし、空いたベッドに、がんや循環器系疾病などを罹患する、高度な専門医療が必要な〝特殊患者〟を呼びこんで、利益と効率を上げようとしたのだ。それは結果的に黒人貧困層を医療から遠ざけ、白人富裕層を優遇することになる人種差別措置だった。著者を含む救急医療医たちは絶対に看過できないとしてストライキを敢行し、全病院を巻きこむ大騒動となって、最終的には悪しき改革を阻止することに成功する。上層部は一新されたが、著者も病院にはいられなくなる。

その後、ホワイトハウス・フェローとしてオバマ政権が推し進める医療保険改革に携わったのち、みずからその改革を実現させるべく保険ビジネスにも飛びこむ。しかし、貧しい人々を取りこぼさない医療保険の提供と会社経営を両立させるのはたやすいことではなく、著者は途半ばで挫折する。

　著者は再びシカゴ大学医療センターの救急医療の現場に立ち返り、みずからの手でコミュニティの人々を癒す作業に没頭する。若くして慢性の腎臓疾患を抱える男性、公園で流れ弾に当たって命を落とす少女。みんなサウスサイドで暮らす黒人だった。彼が憤るのは、同じように納税の義務を果たして国や地方自治体に貢献しているのに、吸いあげられた資本は還元されるのではなく別の側へ、下層から上層へ、黒人貧困層から白人富裕層へ不当に流れていくことだ。そしてそれは国や自治体の政策、そしてアメリカの資本主義経済によって構造的におこなわれている搾取なのだ。自分自身、その構造に挑んで敗れた著者だからこそ、腎臓病の若者にも、思うような治療ができなかった新人レジデントにも、「悪いのは君じゃない。背景にあるもっと大きな問題に目を向けるんだ」と助言することができる。

　アメリカにおける医療格差の原因としては、医療産業がビジネス化していることに加え、本書の中でも盛んに論じられている医療保険問題が大きいだろう。これについては第9章で詳しく述べられているが、要するに、日本のような「国民皆保険」（国民すべてが公的医療保険で保障される）制度がしかれていないため、同じ医療サービスを受けても人によって負担が異なるのである。

　安心して医療サービスが受けられないのは、想像するだに恐ろしいことだが、これはけっして対岸の火事ではない。日本でも、二〇一六年に環太平洋パートナーシップ協定（TPP）が合意されたときには、アメリカの圧力により混合診療（自由診療と保険診療を混在させる診療体制）や医療保険の自由化が取り沙汰されたし、最近では急速な少子高齢化によって医療費が増大し、公的健康保険の制度そのものの土台が揺るぎつつある。

全編を通して、ドラマ『ER緊急救命室』さながら救急医療現場に緊張感と切迫感がみなぎり、黒人コミュニティを少しでも癒そうとする著者の情熱と不平等への怒りが満ちあふれていて、読む者を圧倒する。そして、格差構造の根深さをあらためて思い知らされる。いや、日本でも、貧困層の無保険問題、地方と都市部の医療格差など、医療環境に確かに深い溝が存在していることを忘れてはならないだろう。

著者トーマス・フィッシャーについて軽く紹介しておこう。シカゴのサウスサイドで生まれ育ったのち、ダートマス大学、ハーヴァード大学などで学び、シカゴ大学で医学博士の学位をとる。二〇〇六年よりシカゴ大学医療センターで救急医療専門医として勤務。その後、一期目のオバマ政権でホワイトハウス・フェローとして医療保険政策の構築に貢献する。アフォーダブルケア法の実施をめざして保険ビジネスに一時転じたが、シカゴ大学医療センターの救急医として、こんにちまで二〇年以上診療を続けている。シカゴの経済新聞『クレインズ・シカゴ・ビジネス』紙の四〇代以下のリーダー、トップ40にも選ばれている。

最後になりましたが、精緻な翻訳で助力くださった阿尾正子さん、情熱に満ちた本書と出会わせてくださった亜紀書房の内藤寛さん、原稿を精査してくださった高尾豪さんにお礼を申しあげます。

二〇二三年一二月

宮崎真紀

トーマス・フィッシャー
Thomas Fisher

米国イリノイ州シカゴ出身。ダートマス大学で学んだのち、ハーヴァード大学で公衆衛生の修士号、シカゴ大学で医学博士号を取得。シカゴ大学医療センターに入局後、救急救命医としてER（緊急救命室）に勤務。生まれ育ったアフリカ系アメリカ人の歴史が息づくサウスサイドのコミュニティに貢献している。差別と貧困にあえぐ患者たちに日々触れ、不平等な利益追求型の医療制度は社会を変革することでしか変えられないとの思いを強くし、2010年から1年間、オバマ政権下のホワイトハウス・フェローとして人種的・民族的な医療差別是正に取り組む。また、貧困層や非白人のための医療を改善する起業にも携わる。

宮﨑真紀
Maki Miyazaki

英米文学・スペイン語文学翻訳家。東京外国語大学外国語学部スペイン語学科卒業。主な訳書に、ブライアン・スティーヴンソン『黒い司法』、メアリー・ビアード『SPQR ローマ帝国史』、マイケル・ポーラン『幻覚剤は役に立つのか』『意識をゆさぶる植物』（以上、亜紀書房）、ニナ・マクローリン『彼女が大工になった理由』（エクスナレッジ）、ジョルジャ・リープ『プロジェクト・ファザーフッド』（晶文社）、マリアーナ・エンリケス『寝煙草の危険』（国書刊行会）、マネル・ロウレイロ『生贄の門』（新潮文庫）など。

亜紀書房翻訳ノンフィクション・シリーズIV-16

いのちの選《せん》別《べつ》はどうして起《お》こるのか

ER緊《きん》急《きゅう》救《きゅう》命《めい》室《しつ》から見《み》たアメリカ

2024年2月3日　第1版 第1刷　発行

著者　トーマス・フィッシャー

訳者　宮﨑真紀

発行者　株式会社亜紀書房
〒101-0051 東京都千代田区神田神保町 1-32
電話　03-5280-0261（代表）
　　　03-5280-0269（編集）
https://www.akishobo.com

装丁　木庭貴信+青木春香（オクターヴ）

DTP　山口良二

印刷・製本　株式会社トライ
https://www.try-sky.com

Printed in Japan　ISBN978-4-7505-1830-5
© Maki Miyazaki, 2024

乱丁本・落丁本はお取り替えいたします。
本書を無断で複写・転載することは、著作権法上の例外を除き禁じられています。

好評既刊

亜紀書房翻訳ノンフィクション・シリーズ

IV-15

ラストコールの殺人鬼

イーロン・グリーン　村井理子＝訳

2,970円

IV-14

美術泥棒

マイケル・フィンケル　古屋美登里＝訳

2,860円

IV-10

わたしの香港

消滅の瀬戸際で

カレン・チャン　古屋美登里＝訳

2,750円

IV-5

権力は嘘をつく

ベトナム戦争の真実を暴いた男

スティーヴ・シャンキン　神田由布子＝訳

2,475円

IV-3

刑期なき殺人犯

司法精神病院の「塀の中」で

ミキータ・ブロットマン　仁木めぐみ＝訳

2,640円